うつ ティ ダイバー

小林聡幸

金原出版株式会社

プレリュード

うつは世につれ世はうつにつれ

プロ野球でもJリーグでも、各チームにスター選手がいる。同様に臨床各科にスター疾患がある。消化器内科なら胃潰瘍、循環器内科なら心筋梗塞。てなことを言うと即座に異論が噴出する。優秀な選手が何人もいた方がいいとか、スター選手のいないチームこそがいいチームだとか。いやいや、そっちの話じゃなくて。

病気をスター扱いするとは何事だなんて声も聞こえてきそうだ。確かにあなたのかかった病気はスター疾患ですよ、と言われて嬉しい人はいないと思う。いや、どうかな。世にも稀なる奇病ですと言われるよりも、よくある病気ですよと言われたほうが安心ということはありそうで、「わたしみたいな人はいますか」と聞いてくる患者は少なからずいる。

スター疾患は世にも稀な大スターのほうではなくて、ひとつにはそういうよくある疾患という含みである。基本的な病気なので臨床医として押さえておかねばならないもの。あるいはその科で研究的関心の中心にあるような疾患。この場合は難治疾患かもしれない。もっともそういう疾患が各科で異論なくひとつに決まるかというとアレなわけですな。

精神科の場合、それは統合失調症だった。精神科病院入院患者の大多数を占め、その病因の解明と治療法の開発は精神医学の重大課題であったし、今もそうだ。ところが最近、そのスターの地位が神経発達症（発達障害）に脅かされているようなのだ。別に競っているわけじゃないからいいのだが。

わたしが専門とする精神病理学の学会は、3つの会場で同時進行するけれども、A会場が大ホール、B会場が中会議室、C会場が小会議室といった配分となることが多い。主催者が聴衆の注目度を推測して振り分けるのだが、かつては統合失調症の演題を出すとA会場だった。それが最近は神経発達症がA会場だったりする。関心が推移しているのだ。

で、うつ病や躁うつ病の場合はどうだったのかというと、いつもひっそりB会場。どんなに王道を行くええ感じの演題を出しても、B会場。まあ、必ずB会場というわけでもないのだが、たいがいはそうだった。ほら、発表するからにはやはり大きな会場で大勢の同僚たちに聞いてもらいたいじゃない。東京大学の安田記念講堂がA会場のときには、迷わず統合失調症の演題を出しましたよ。学生紛争に間に合わなかった世代の憧れです。そして、うつはいつでもB会場。

そのうえここしばらくうつ病の発表が減っているようにも思うのだ。

学生のときは、統合失調症（当時は精神分裂病だった）は質的な異常で、躁うつ病は量的な異常と教わった。統合失調症の幻覚とか妄想は正常の精神生活には生じないものだが、うつ状態は正常心理にも起こりうるもので、程度の差しかないというのだ。つまり、統合失調症の体験は理解を超えているが、うつ病については理解可能なものだという含みでもある。だが、卒後臨床研修で精神科をローテートしたときには、統合失調症の不思議さは当然のことながら、うつ病も次第次第にわからないものだという実感が強まっていった。

教授回診のたびに「元気が……出ないんです」とボソリと言う中年女性が記憶に

残る最初のうつ病患者である。ため息を吐き出した状態のテンションのまま、まあ、うつだから元気は出ないのだろうが、それ以上に、「元気が」のあとに「出ないんです」がなかなか出ないのが印象的であった。落ち込むそれなりの理由があるのであれば、そんな意気消沈もあるだろう。しかし、その元気のなさに明らかな原因がないというのは理解できないことなのであった。

その後、世間ではうつ病は心の風邪とか、誰でもかかる病気というキャンペーンがはられて、すっかりスティグマは軽減した。最近、パニック症で抑うつ状態も伴っていた患者が、うつ病だとは他人に言えるが、パニック症とは言えないと述べていた。パニック症もだいぶん人口に膾炙していると思っていたのだが、うつ病だと言えばそれなりに受け入れてもらえるのに、パニック症だと言うと「気の持ちようだ」と諭されてしまうことが多いのだという。確かに精神疾患は多分に気の持ちようだとは思う。しかし、持ちたいように気が持てれば世話はないのであって、「気の持ちようだ」と言う人は無責任にそう言うだけで持ち方を教えてくれはしないのだ。糖尿病の人に、「インスリンの出しようだ」と諭す人はいまい。わたしも最近、血圧が高めになってきて、血管の広げようだと思っているが、下がらないよ。

それでもうつ病だと「気の持ちようだ」とは言われなくなったらしい。それはいいことではあるのだが、うつ病はあまりに当たり前になってしまって「うつ病だなんて、あいつ怠けているだけだろう」などと言われかねないご時世になった。その間、変化したことのひとつには抗うつ薬が増え、必然的にそのマーケットが拡大したことである。副作用の少ない薬が開発され、いささか極論だが、「それなりに副作用がありますが、うつがよくなるので飲んでください」という時代から、「うつかどうかよくわからないけど、まあ大して害はないから飲ませとけ」という時代に変化した。そうしてうつ病についてしっかり考えようという機運が先細りしてきた。

うつ病は世間で脚光を浴びたが、いまや関心は斜陽、アカデミアではいつでもちょっと日陰者。もう一度うつ病、あるいは躁うつ病についてきちんと考えようという意見を共有する精神科医は少なからずいるが、まだまだ不十分だ。

本書は、診断基準やガイドラインでは臨床に立ち向かえないことに気がついた新進精神科医や臨床現場の恐さに気づきはじめた心理師に考える材料を、そしてベテランの精神科医や心理職にももう一度考える材料を提供し、かつ初学者にはガイドラインにないあれこれをわかりやすく紹介しようというものである。患者をよく診て、自分の頭で考える、その手がかりを提供できれば、というのが本書の狙いである。明確なものなどどこにもない。だから臨床は面白い。

全体は12の章からなるが、教科書のように系統だったことを書いているわけではない。最初の2つでは最近の動向を眺めてみた。第1の章は最近2、3年の動向、次の章には20、30年の動向を。それから総論的な章を3つ。6番目から9番目は躁うつ病の症状、あるいは躁うつに代理してみられる症状について書いた。続く2章は躁うつ病の基底にあるものについて考えてみた。そして最後に治療的な見通しを少し。

2023年9月

自治医科大学 精神医学講座　教授

小林聡幸

目次

2 沌の章 泥沼化するうつ病最前線

3 刻の章 不安、恐怖、抑うつ ～未来の脅威、現在の危機、過去の呪縛

極の章 4

双極性障害としてのうつ　～二つの極の狭間を飛ぶ、墜落なしに

5 混の章 躁とうつの混合 ～天高く心沈み、死ぬほどに歓呼す

幻の章 6
夢幻様状態 ～逃げたら、夢で逢いましょう

徴の章 7

自己臭 ～においってごめんのセミオティクス

8 追の章

強迫 〜とらわれたのは、あなたのせいよ

9の章 妄

妄想 ～みだりであるが、みだらではない

12 治の章

うつ病のレジリアンス ～内なる回復のリズム

環1の章 コロナうつなんか怖くない

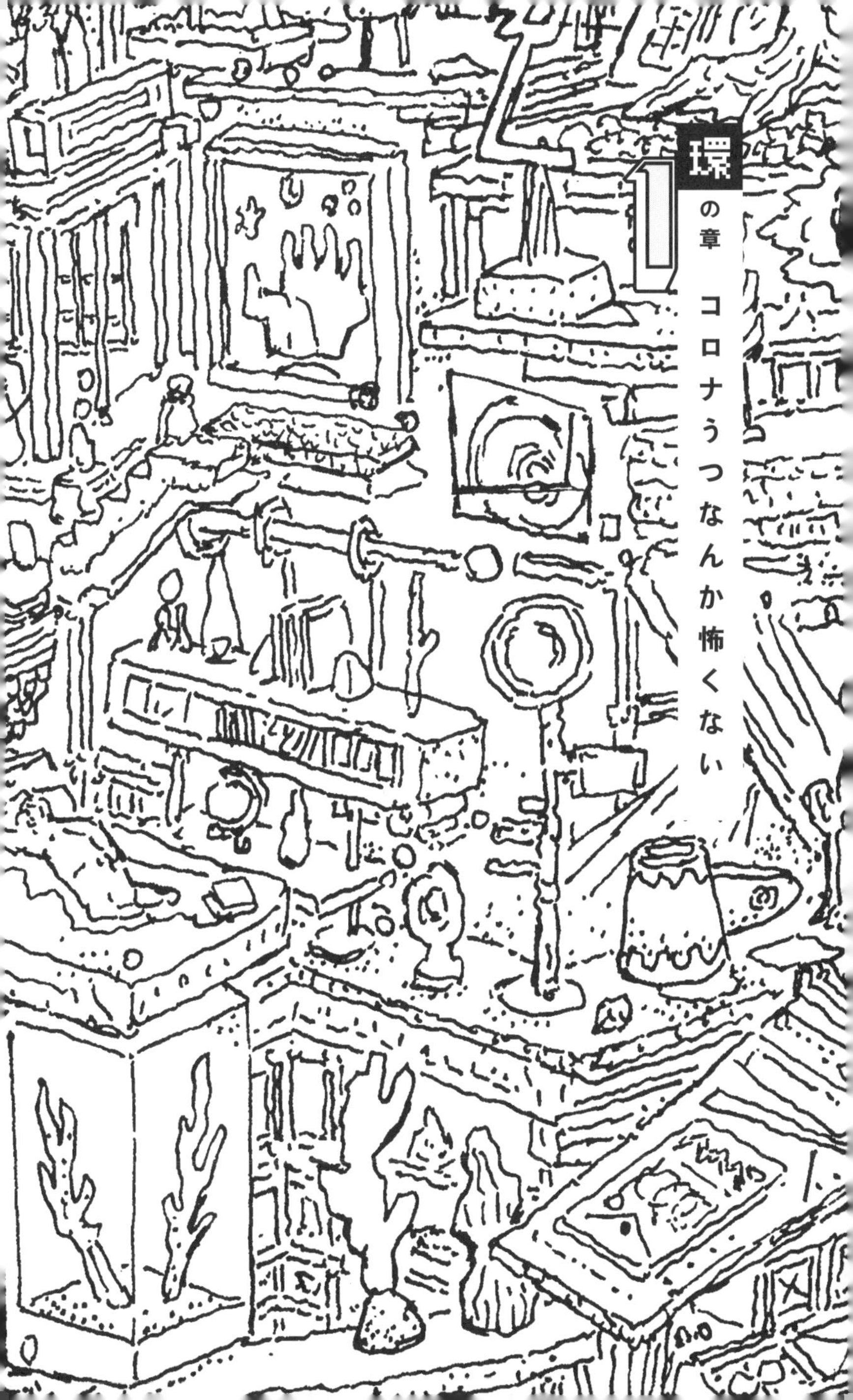

1 コロナ禍にうつ病はかわったか

2019年暮れ、中国の武漢から始まった新型のコロナ・ウイルス（SARS-CoV-2と名づけられた）によるパンデミックはわれわれの生活に大きな影響を及ぼした。そこで世界がかわってしまったとすらいう人がいるが、そんなセリフは東日本大震災の時から耳タコで、結局、世の中が大してかわったわけじゃない。最初のホモ・サピエンスが登場したのが30万年前らしく、それから人間はさほど進化していないんだろうから、社会もそんなすぐにはかわらないと思う。

そうはいうものの、コロナ禍が災害級の事態であることは確かであって、災害は地震ならばほんの数十秒、悪天候なら数日という急性の事態であるのに対して、パンデミックは慢性の、しかし世界規模の災禍というところに特徴がある。

セカイ系〈A〉だもんな、そのコロナ禍にメンタル・ヘルスに何が起こるのではないかと誰もが考える。あにはからんや、マスメディアでは自殺が増えたとか、うつ病が増えているなどといわれ、「コロナうつ」などという名称も登場した。

〈A〉ボクとキミの恋愛のような瑣末な日常が何らの中間項もなく世界の破滅などに結びつくという、サブカルでみられる物語構造。もっとも統合失調症の妄想ではえてして患者の些細な日常が世界規模の陰謀と直結する。他方、後で述べるがうつ病の妄想は日常的な領域からは通常は逸脱しない。

どんどん忘れてしまうので書いておくが、新型コロナ感染症の日本での最初の患者の報告は2020年1月15日だった。1月末に上野で小規模の学会があり、道すがら上野公園を突っ切っていると、中国人と思しき人々とすれ違って「おお、こわ」とか思ったものだ。なにしろまだどんな性格のウイルスかもわからなかった。

2月の横浜港に停泊したクルーズ船内での集団感染ののち、3月下旬からいわゆる感染第1波が始まった。第1波のピークでは1日の新規感染者数は全国で700人ほど。政府は感染拡大を防ぐため社会生活の自粛を要請し、職場はリモート、下手をすれば休業、イヴェントは無観客、学校も一斉休校となり、子ども園も感染で休園した。

新たな技術を駆使して驚くべき速さで開発された新型コロナ・ワクチンは、日本でも2021年2月から接種が始まり、重症化率は低下した。しかし、その間もコロナ・ウイルスは変異を繰り返し、ワクチン接種推進の呼びかけと反ワクチンの言説、新たな変異体への不安などがこの時期を彩る。都知事の提唱する、避けるべき「三密」という言葉が流行ったが、密談、密会、密約だったか、なんだかもうよく思い出せない。

そしてオミクロン変異体が猛威を振るった2022年、「ポスト・コロナ」「ウィズ・コロナ」などという言葉がたびたび口にされるようになり、夏を中心とした第7

波が1日の新規感染者数26万人を超えたあと（第1波のピークが何人だったかもう思い出せない）小康状態となってから、人々はまるでパンデミックを忘却したかのように社会活動の再開に向かっていった。そこに第8波が襲ってきてもなんだかもう平気な感じだった。忘れる話ばかりするのは、斎藤[2]が、疫病は忘却されると述べているからだ。スペイン風邪を体験しながら多くの文豪たちがそれを作品にしていないというのだ。確かにいつ始まっていつ終わったかわからないパンデミックは記憶に楔を打ち込んでくれない。なんとなく過ぎていく。

しかしちゃんと記憶しておこう、コロナ禍にうつ病は増加したのか、あるいは「コロナうつ」などという新たな形態が出現したのか。

2 コロナ禍はうつ病発症を押したか

毎週、初診外来を担当していても、うつ病は増えたなどという実感はないし、あらためて「コロナうつ」と呼びたくなるような症例も経験しなかったというのが、わたしの正直な感想である。問題を整理するならば、うつ病が増えたとすると、一般人口で増えたのか、コロナ感染者あるいはその後遺症で増えたのかという区別が必要である。

前者はコロナ禍という社会環境がうつ病発症に促進的に働いたと考えられるし、後者の場合は罹患したことの心理的ストレスの場合と、コロナ感染症による脳への生物学的影響が抑うつの原因となる事態である。他方、うつ病の頻度自体は変化なくとも、病像にコロナ禍が反映するような現象があるかもしれない。

ざっと調べてみると、自治医科大学附属病院精神科外来におけるコロナ禍前の2019年4月から2020年3月の初診患者中、気分障害は24・8%（149／600）であったのに対して、2020年4月から2021年3月では19・8%（111／560）であった。基本的には予約制の外来なので世の中のうつ病発症率を反映しているとはいえないが、それにしても顕著にうつ病が増えたなら、初診患者に占めるうつ病の割合は上がってもよさそうなものだ。

これらの症例の発症要因や病像へのコロナの影響を調べるのはかなりの労力なので、週1日パート勤務していた企業の診療所の初診患者をコロナ禍の2020年4月から2022年9月の間で拾い上げて、発症に関わる要因を調べてみた。初診患者は合計18人で、全体的にはストレス因として職場での異動が圧倒的に多かったが、うつ病の診断を下した3名ではコロナ禍の言及はなかった。コロナ禍に言及していたのは4人で、その診断は、不眠症2名、パニック症2名であった。

ただ自殺者は——彼らがすべからくうつ病というわけではないが——増えたという。それまで減少傾向にあった自殺者は、2020年7月より増加を認め、特に女性と児童・思春期で顕著である[3]とされる。ところが世界33の国と地域を調査した報告[4]では、コロナ・パンデミックの最初の9〜15カ月の間に、予測値より自殺者数の増えた国は少数に過ぎず、自殺の増加は世界的な傾向とは言い難いようである。

しかしながら、コロナ禍という環境がうつ病発症の誘因となるという印象は捨てがたい。「コロナうつ」は、種々の医療機関のサイトの説明によれば「コロナ禍で生じた種々の環境変化に影響されたうつ症状」程度の意味のようである。下手をすればうつですらなく、漠然とした精神不調を述べているに過ぎない用法も見受けられる。小口[5]は「コロナうつ」は適応障害と言い切っているがそれでいいのかもしれない。

適応反応症（適応障害）という診断名も、最近うつ病を論ずる際にどうしても出てきてしまう言葉である。適応反応症の診断基準（DSM-5）は、明らかなストレス因があるにしても、それに不釣り合いな著しい苦痛を訴えるか、生活に障害が生じているものといった規定になっている。[6] 具体的な症状としては、不安、抑うつ、素行の異常などである。うつ症状を呈していても、これはちゃんとしたうつ病じゃないなと思う時に、この診断名になってしまうわけだ。ちゃんとしたうつ病って何、ということについては後ほど説明にならない説明を展開する。

パンデミックの不気味とロックダウンの理不尽

もっとも、ひとことで「コロナ禍」といっても、ウイルスという正体不明・不可視の怪物の跋扈する2020年度と、感染防御と行動の自由の間で葛藤する2021年度とでは環境からのストレスは違うし、一様にくれるものではない。ホラー系ドラマがだんだん社会派ドラマに変容していった、てなものだな。

加藤[7]はコロナ・パンデミックという「了解不能〈B〉な出来事」に対する不安や恐怖による急性ストレス反応の色彩を持った初期と、コロナ禍に付随してもたらされた具体的な生活・仕事の変化を機縁にしているものが多い後期と特徴づけている。これらはいずれも神経症的な機制ということができ、うつ病の発症状況を直接しつらえるものではない。

〈B〉「了解」という概念については次章で簡単に説明するが、了解についてもっと考えてみたい方には次の書をお勧めする。深尾憲二朗 精神病理学の基本問題、日本評論社、2017。

パンデミックの初期段階における世界各国の一般成人集団の横断研究のメタアナリシスでは、抑うつ症状[8-11]と不安症状[9-11]が流行前と比較して増加している。それは当然のことと思われるが、そのことが即、疾病としてのうつ病の増加を意味するわけではない。他方、うつ症状と不安症状はコロナ後のほうが減少していたというカタールの報告[12]もある。イタリアでは２０２０年の２回の感染拡大の波において、オンラインでの自己報告式の暫定的な診断ながら７・２％、７・４％が大うつ病性障害を有していた。[13]これはＷＨＯによる世界のうつ病の有病率推計[14]の４・４％より高い。

「了解不能な出来事」にではなく、ロックダウンという「理不尽な扱い」に注目した研究もある。ロックダウン経験者において抑うつ症状と不安症状がわずかではあるが有意に増加したとのメタアナリシス[11]である。ただし、「わずか」

　諸外国では法的拘束力を伴ってロックダウンが行われたが、日本においては「要請」という緩い強制力のもとロックダウン未満の行動規制が行われ、畢竟《ひっきょう》、それは世間の目を気にするという形、同調圧力という強制力となった。これがもたらした効果については十分検討されてはいない。同調性[15]を基本とするうつ病親和者においては、常日頃さらされている環境と等しく、むしろ発症の要因とならなかった可能性は考慮に値する。

ロックダウンのストレスはさまざまな要因があるだろうが、他人と自由に会えないということは大きい[2]。他方、他人と会うのが苦手な人や外出が嫌な人にとってはむしろ生活が楽になったという声も聞かれた。容姿に劣等感があって日頃マスクをしていた患者は目立たない普通の人になった。同様に、リモートワークもオンライン授業も好まれる面もあれば忌避される面もある。自己決定理論でいう内発的動機付け、つまり内的な興味や関心はコロナ禍前には抑うつ症状の発症を緩和したが、コロナ禍では欲求不満を介してむしろ抑うつ症状を増やしたというデータ[16]は、コロナ禍がうつへのレジリアンス〈c〉を低下させる要因となっている可能性を示唆する。とすれば、平時ならばうつになりやすい人がコロナ禍に強く、うつになりにくいはずの人がうつになって発症率は相殺されていたという可能性もある。

妊婦、学校の休校に翻弄される生徒たち、コロナに対処する医療・保健従事者といった特定の集団でも、当然、不安症状・うつ症状は増えても、うつ病が増えたという明らかなデータは示されていない。

まとめると一般人口において症状としての「抑うつ」はコロナ禍に増えている可能性はあるが、病気としての「うつ病」が増えているという明らかな証拠はなさそうである。

〈c〉ストレスに反発し、もとに戻ろうとする作用のこと。靭性。もともとは物理学用語だが、個体の脆弱性にストレスが加わって発症するという疾患発症モデルへの反省から唱えられ出した。金原出版からは3冊『レジリアンス』論集が出ていますよ。最近、英語読みの「レジリエンス」が普及してしまったが、「エンス」の語感が悪いのと（エンストみたいだし）、英語でも「エ」の部分は曖昧母音で、実際の発音はレジリアンスに近いので、フランス語読みのほうを採用しているのでンス。

3 新型コロナ・ウイルスはうつ病を惹起するか

次にコロナ感染症自体がうつ病を惹起するか、である。もっともコロナ感染が生物学的機序でうつ病を惹起するのであれば、それは症状性のうつ病ということになり、従来の内因性うつ病ともDSM〈D〉の大うつ病性障害とも区別されることになる。

ルーマニアの報告で、精神的な問題で入院を必要としたコロナ感染症患者89人では、うつ病性障害が24・7%でもっとも頻度が高かった[17]が、これがウイルスによる直接の神経合併症かどうかはわからない。齋藤[18]はストレス反応やうつ病と重篤なコロナ感染症患者で免疫システム異常が共通することを指摘するが、コロナ患者において免疫異常はサイトカイン・ストームにおいて生じているのであって、いささか無理筋の議論だろう。コロナ・ウイルスが中枢神経系に合併症を引き起こしうることは知られているが、特定の部位に関与する証拠はなく、うつ病との関連を想定することは難しい。

機能的磁気共鳴画像法を用い、コロナ感染症患者と健常対照者を比較して、コロナ感染症は、大脳皮質－辺縁系回路の局所的な機能的結合の変化を介して、うつ病の症状に関与している可能性を示唆する研究[19]がある。しかしこれもそれ以上の仕組みは謎

〈D〉アメリカ精神医学会による『精神疾患の診断・統計マニュアル』のこと。本書ではこの強敵との戦いが随所で繰り広げられている。

である。

アメリカの退役軍人省のデータベースを用いた、５６０万人強の対照と、５８０万人強の感染者の感染1年後の状態の比較[20]では、大うつ病性障害、ストレスおよび適応障害、不安障害、精神病性障害の発生のハザード比はいずれも１・４前後であった。つまり感染者では対照と比べてこうした精神障害が１・４倍多いのだが、特にうつ病だけが多いわけではない。

小口[5]はコロナ感染後の精神的変調としてのうつとして、①感染者として差別を受けるとか、嗅覚や味覚障害が慢性化してしまったなど、理由のあるうつ、②コロナ禍以前からあった内因性うつ病の再発、③感染後の慢性疲労症候群に近いものとの分類を試みている。これは①神経症性うつ病、②内因性うつ病、③コロナ感染後遺症としての外因性（症状性あるいは器質性）うつ状態と換言することができる。

4 うつ病はコロナを取り込むのか

コロナ禍に特徴的なうつ病像などというものはないだろうし，もしうつ病と違う症状を呈するなら，もはやそれはうつ病とはみなされない。とすると，コロナ禍にうつ病がかわったとすれば，症状のなかにコロナ禍を取り込む症例があるかどうかである。「自閉」という言葉はもともと統合失調症の病態を示すのに造語されたものだが，むしろ自分とその周囲にのみ関心が向くうつ病に合致するという論調は古くからある。他者の存在が大きな位置を占め，「世界に開かれた」統合失調症に比して，うつ病患者は自己世界関連的であると宮本[21]は述べたが，それゆえ病像に社会現象を取り込み難いと考えられる。コロナ禍のなか自治医科大学附属病院精神科病棟に入院した患者で，その発症時のエピソードや病像にコロナ感染症が関連した症例はまれであった。

たとえば，コロナに感染することを心配するうちに抑うつ状態に陥るといった高齢の症例はあっても，うつ状態が完成するとコロナに関する言及はなくなり，通常の心気的な訴えに終始する。老いや死への不安をコロナ禍が後押ししただけといえる。その病像にコロナ禍をはっきり反映したといえる入院症例は，次の2例である。

コロナ妄想の症例

　入院時60歳台後半の男性。定年退職後、関連団体に再就職したが不慣れな仕事で不全感を抱えていた。2019年9月頃よりの仕事上の負荷のもと、11月より微熱、不眠が出現、体調不良で12月から仕事を休んだ。2020年1月、うつ病を疑った家族の導きで近医クリニックを受診し、適応反応症の診断でスルピリドを中心とした薬物療法がなされたが、改善なく、4月に精神科病院に転医した。

　このときは過去の仕事での些細なミスについて繰り返し悔いていた。ミルタザピンによりいったんは改善傾向が認められたが、5月には「コロナの検査をしなくて、妻に迷惑をかけた」「私はクラスターでウイルスを撒き散らしている」「捕まってしまう。ヘリコプターで自分を探している」などと妄想的言辞が悪化し、当科に紹介となった。抗うつ薬をセルトラリンに換えて様子をみたが、奏効せず、電気けいれん療法により回復した。

　本例は、1996年夏、出血性大腸菌O－157による集団食中毒が世を賑わした際に、梅毒に関する心気妄想がO－157に感染しているという妄想に取って代わった症例[22]に似ている。うつ病自体はコロナ禍前から発症しており、途中で妄想にコロナ禍を取り込んだ。O－157の症例も途中でこの社会的現象を妄想に取り込んだが、社会に対して閉ざされがちのうつ病でこうしたことが生じていた理由として、このときに混合状態が生じていたと推測されている。

本例でもミルタザピンによりいったん抑うつが改善傾向となった時点でコロナ禍を妄想に取り込んでおり、同様の解釈が可能と思われる。

コロナじゃなくてデボラの症例

もう1例は「コロナより重い病気になった」症例である。

入院時60代の女性。40年来、キリスト教系新宗教を信仰し、宗教関係のグッズに散財することが多く、家族との関係がよくなかった。2年前に夫と死別してから、貯金を切り崩して生活していたが、近所の人から別の宗教団体と思われる霊感商法の商品を買うようになり、借金がかさんでから、意欲低下、倦怠感、食欲低下、中途覚醒などが出現し、歯磨きの仕方がわからないなど行動もおかしくなった。2021年のことである。内科での精査を経て当科に入院したが、「〝デボラ〟に罹っている。感染してみんなに迷惑をかけている」などと訴えるようになった。薬物療法の効果は不十分で、電気けいれん療法により軽快し、さらに宗教から距離を取ることで、子どもたちとも関係性が再構築されて著明に回復した。

〝デボラ〟について患者は「宗教の集まりで聞いた。コロナより重い病気と聞いた」と述べ、エボラ出血熱や旧約聖書のデボラ（感染症とは関係ないが）が出典ではないだろうか。本例はコロナに言及しつつも、コロナより重い病気に罹って迷惑をかけるという、心気－罪責妄想が特徴的なうつ病である。デボラは患者にとっては何か得体の知れない業病の徴標を担っていたと思われ、「コロナより重い」という、自身の陥った「負」の状態がエスカレートして語られる「負の誇大性」[23]が認められる。しかしうつ病としての本体は家族との不和を背景に持っており、「〝デボラ〟に罹って、皆に迷惑をかける」というのは家族からの疎外を象徴していたとみることもできるだろう。その証拠に、家族との和解によって顕著な改善をみた。

およそ感染症は自らが発症するとともに身近にいる人に伝染させてしまうという点で、うつ病における心気主題と罪責主題を同時にみたす構造を持っている。しかしながら、感染症の具体的な病名が語られることは少ない。患者の日常を侵す業病は、自己にかかわる限りでの病気なので世間一般に流通する名称を持つ必要がない。それは患者にとっての「たいへんな病気」であるだけでいい。

症状としての「うつ」と病気としての「うつ病」

そうした特徴を持つうつ病において、「コロナ」を取り込むような事態とは、前述のように混合状態など平均的なうつ状態とは異なった病態であろう。さもなければ、世界一の極悪人、何億円の借金、不治の病気といったうつ病の妄想に示されるように、「負の誇大性」の比較対象としてである。いずれにしても例外的な状態なのである。

つまりうつ病はコロナ禍で変化するようなものではないのではないだろうか。

それにもかかわらず「コロナうつ」などという名称の登場する現況はうつ病臨床の混乱を大いに象徴しているのだと思う。つまり症状としての「うつ」と病気としての「うつ病」の使い分けが曖昧となり、「うつ」を呈するとすぐに「うつ病」になってしまう傾向が強いのである。そこで短絡的に抗うつ薬の投与が検討されるが、抗うつ薬の効くような「うつ病」の特質を備えた症例でないと薬は効きはしないだろう。しかし「うつ」を呈する症例で抗うつ薬が効くのはどんな場合かもどうもはっきりしない。

DSMの診断基準はそこを分離して診断できる精度を持たないし、いくら治療ガイドラインがあったところで、それはうつ病と診断してからのことである。本書は診断マニュアルと治療ガイドラインの狭間で道を失った臨床医に、本当に抗うつ薬が効くうつ病とはどのようなものか、明確に指針を与えるものである……。

なんちゃって、そういうお手頃でご都合主義的なものを求めるから、診断マニュアルや治療ガイドラインができてしまうのである。ほれ、その辺にご都合主義的に転がっていたモビルスーツに乗り込んで、ちょっとマニュアル見ながら起動して、操縦できるかっつうの。もっともファーストガンダムの放映時には、マニュアルを見て操縦するというのが、それまでのアニメにはないリアルな表現でシビれたものだが。『マジンガーZ』なんか、じいちゃんの兜博士が操縦法をきちんと教える前に死んでしまうから、兜甲児は「下手な鉄砲も数打ちゃ当たる」などと言いながら適当にボタンを押したりレバーを倒したりしているうちにだんだん操縦できるようになるって、そんなんありか。だが、わたしは『マジンガーZ』世代だからな。マニュアルで診療するな。習うより慣れろだ！

という徒弟制度の弊害を見直して、アングロサクソン〈E〉が合理的に技術を習得させようと生み出したのがマニュアルやらガイドラインなのだ。本書は徒弟制とマニュアルの間を埋めるものを目指す。そう、つまりマジンガーとガンダムのあいだ。『勇

〈E〉日本の精神医学は主としてドイツ精神医学の輸入から始まり、適宜フランスの研究も取り入れられた。それらと比べると英米圏の精神医学は比較的新しいものといえ、プラグマティックな姿勢がよかれ悪しかれ斬新であった。

者ライディーン』あたり。

次章ではうつ病のカオスについて、もういろいろな人がいろいろなところで述べていることではあるのだが、おさらいしつつ、問題を整理しよう。

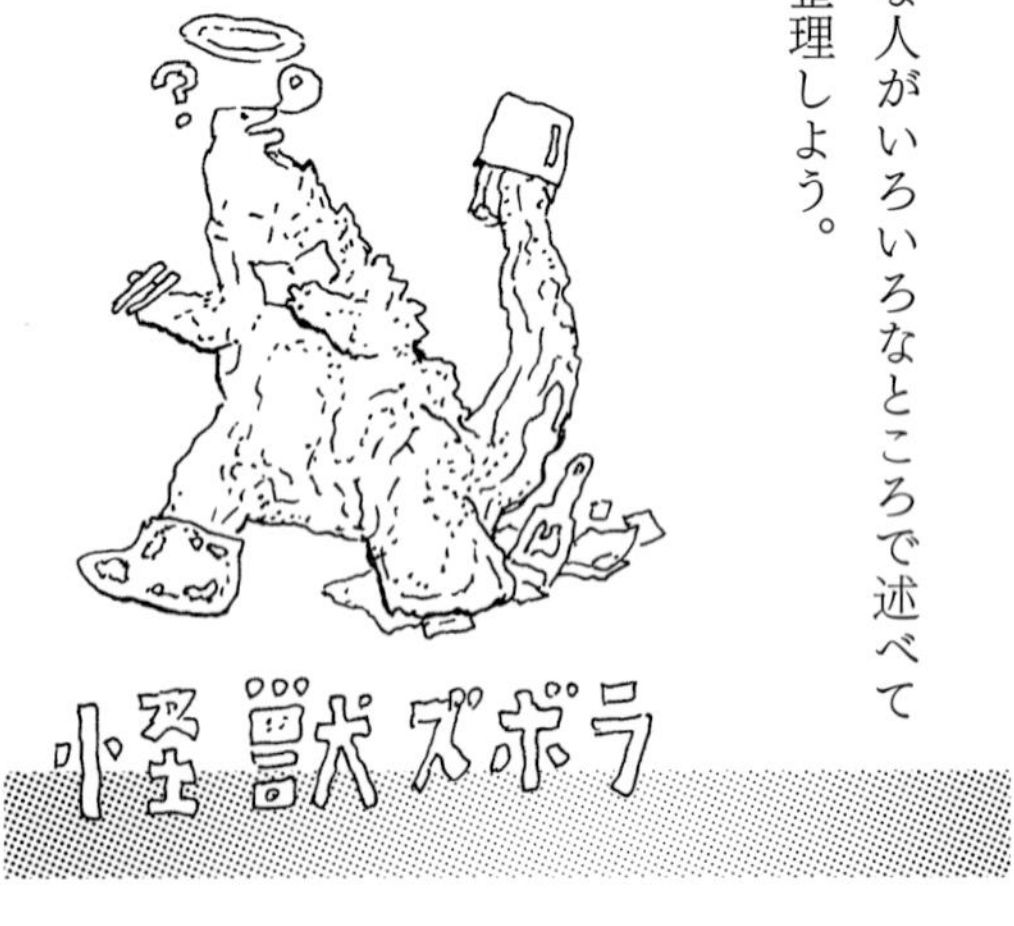

〈1〉篠田健一：人類の起源―古代DNAが語るホモ・サピエンスの「大いなる旅」. 中央公論新社, 2022
〈2〉斎藤 環：コロナ・アンビバレンスの憂鬱―健やかにひきこもるために. 晶文社, 2021
〈3〉河西千秋, 成田賢治：自殺リスクと精神保健―最近の自殺問題と自殺予防医療. 精神医学 2021; 63: 1041-1049
〈4〉Pirkis J, Gunnell D, Shin S et al: Suicide numbers during the first 9-15 months of the COVID-19 pandemic compared with pre-existing trends: An interrupted time series analysis in 33 countries. eClinicalMedicine 2022; 51: 101573
〈5〉小口芳世：適応障害とうつ病は鑑別できるか. 臨床精神医学 2023; 52: 21-25
〈6〉American Psychiatric Association: Diagnostic and Statistical Manual of Mental Disorders, Fifth Edition: DSM-5, VA: American Psychiatric Publishing. 2013（高橋三郎, 大野 裕監訳, 染矢俊幸ほか訳：DSM-5 精神疾患の診断・統計マニュアル. 医学書院, 2014）［以下, DSM-5］
〈7〉加藤 敏：激動の時代のなかで「グローバル世界」と共に動く精神障碍―コロナ・パンデミック急性期と遷延期に注目して. 外来精神医療 2022; 23: 48-53
〈8〉Xiong J, Lipsitz O, Nasri F et al: Impact of COVID-19 pandemic on mental health in the general population: A systematic review. J Affect Disord 2020; 277: 55-64
〈9〉Cénat JM, Blais-Rochette C, Kokou-Kpolou CK et al: Prevalence of symptoms of depression, anxiety, insomnia, posttraumatic stress disorder, and psychological distress among populations affected by the COVID-19 pandemic: A systematic review and meta-analysis. Psychiatry Res 2020; 295: 113599
〈10〉Castaldelli-Maia JM, Marziali ME, Lu Z et al: Investigating the effect of national government physical distancing measures on depression and anxiety during the COVID-19 pandemic through meta-analysis and meta-regression. Psychol Med 2021; 51: 881-893
〈11〉Nochaiwong S, Ruengorn C, Thavorn K et al: Global prevalence of mental health issues among the general population during the coronavirus disease-2019 pandemic: a systematic review and meta-analysis. Sci Rep 2021; 11: 10173
〈12〉Khaled SM, Davis V, Amro I et al: Trends in prevalence of depression and anxiety symptoms and effects of sociodemographic variables before and after the first wave of COVID-19 in Qatar. J Affect Disord 2022; 310: 412-421
〈13〉Caldirola D, Daccò S, Cuniberti F et al: First-onset major depression during the COVID-19 pandemic: A predictive machine learning model. J Affect Disord 2020; 310: 75-86
〈14〉World Health Organization: Depression and other common mental disorders: Global health estimates. World Health Organization, 2017 (https://apps.who.int/iris/bitstream/handle/10665/254610/WHO-MSD-MER-2017.2-eng.pdf; jsessionid=C4FAD942160F96C5A1D0D1AF085C7AD3?sequence=1)
〈15〉内海 健：うつ病新時代―双極II型という病. 勉誠出版, 2006［以下, 内海, 2006］
〈16〉Avery J, Leboeuf J, Holding A et al: Rewriting the script: How COVID-19 affected the relation between intrinsic aspirations and depressive symptoms. Pers Individ Dif 2023; 200: 111869
〈17〉Sârbu F, Oprea VD, Tatu AL et al: COVID-19-related psychiatric manifestations requiring hospitalization: Analysis in older vs. younger patients. Exp Ther Med 2022; 24: 497
〈18〉齋藤紀先：COVID-19 感染症とうつ病：免疫学的見地から. 日心療内誌 2021; 25: 74-80
〈19〉Cattarinussi G, Miola A, Trevisan N et al: Altered brain regional homogeneity is associated with depressive symptoms in COVID-19. J Affect Disord 2022; 313: 36-42
〈20〉Xu E, Xie Y, Al-Aly Z: Long-term neurologic outcomes of COVID-19. Nat Med 2022; 28: 2406-2415
〈21〉宮本忠雄：妄想研究とその周辺. 弘文堂, 1982［以下, 宮本, 1982］
〈22〉高田早苗, 加藤 敏, 永野 満ほか：O-157 に感染しているという心気妄想を呈したうつ病の 1 症例. 東京精医会誌 1998; 16: 27-30
〈23〉阿部隆明：未熟型うつ病と双極スペクトラム―気分障害の包括的理解に向けて. 金剛出版, 2011［以下, 阿部, 2011］

沌 2 の章　泥沼化するうつ病最前線

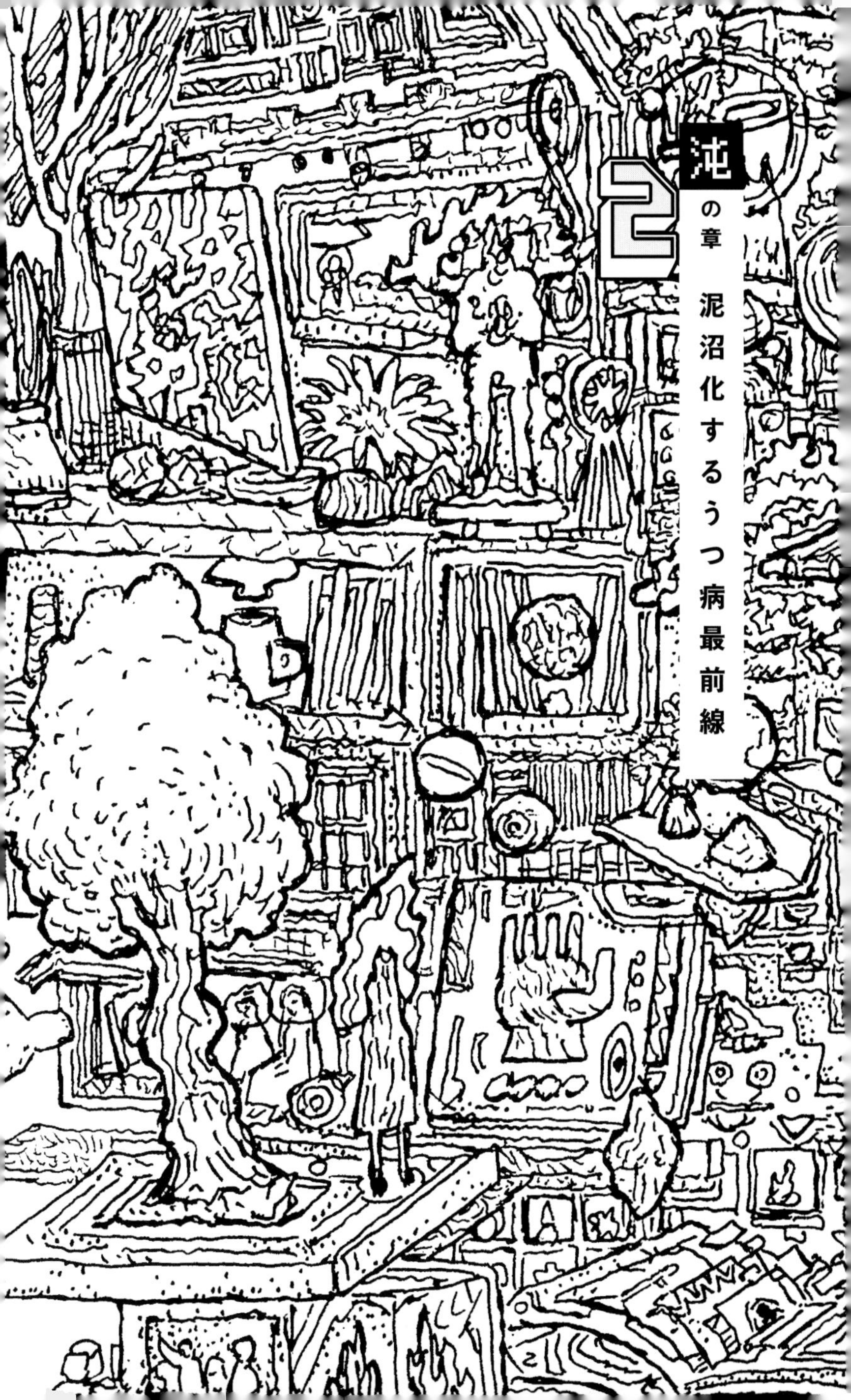

1 古きよき内因性うつ病

「俺ってうつ病の治療がうまいんじゃないか」と錯覚したことがあった。僻地の精神科に勤めていた頃である。来る患者、来る患者、よくなった。「うつ病は抗うつ薬飲ませて寝かしておきゃいい」という先輩医師のありがたいアドヴァイスに従って、抗うつ薬を出して休ませただけである。僻地では変にこじれた患者もいなかったから、そんな対応で大概よくなったのである。しかし大学に戻ってみるとそうはいかなかった。

僻地勤務を終えて大学に戻ってほどなく、「親戚の婆さんを治した名医」が大学病院に異動してきたと聞いたといって、縁者の50歳ほどの男性が受診してきた。どうやら、わたしは僻地でお婆さんのうつ病をよくしたらしい。「らしい」というのは、お婆様のお名前を聞いても何となくしか思い出せず、どうせ前述の方法によってよくなったので大して印象に残っていないということだ。名医と言われるに値しないことは自分が一番よくわかっているので、正直なところ困惑した。

この男性の症状とは、気が沈んでやる気がしない、まあ、うつである。ところがうつになった理由というのを聞いて、お口あんぐりだ。愛する娘が地域で一番成績のいい高校に入れると思ったのに、それより2ランクばかり下の高校に入ったのがショックだったというのだ。娘本人はその高校に満足しているというのに。要するに現実を受け入れられないのである。抗うつ薬でよくなるとは思えなかった。一応は処方しつつ、それとなく考え方を変えるように突ついてみたものの、本人は「名医」が治してくれるという考えに固執した。

症状は改善しないまま1年ほど通院したのち、おそらく他の「名医」を探して転医した。ほっとしたというのが偽らざる感想だが、「名医」に頼るのをやめて現実と向かい合わねば改善はしまい。その後、どうなったことであろうか。

了解の届かぬところに内因がある

なぜ薬が効かないと思ったのかといえば、内因性うつ病ではないだろうと思ったからである。こうした症例でも、抑うつ気分があって云々と症状を拾っていけば、操作的診断ではうつ病になってしまうのだ。抗うつ薬は「現実の壁を前にした落ち込み」に効くとは思わないからである。

ここ20〜30年、操作的診断基準の導入によるうつ病概念の変容も相まってうつ病が変化してきているという議論が続いている。わたしが学生時代、そしてまた医師として駆け出しの頃に教わったうつ病像は、真面目で仕事熱心な人が、真面目さゆえに行き詰まって発症するというもので、それゆえ、うつ病の患者はまず休ませることが肝要とされた。

それはテレンバッハ〈A〉がうつ病患者の病前性格として記述した、勤勉で几帳面、自分を殺してでも他人に気を遣う「メランコリー親和型」[1]や、仕事熱心で凝り性、真面目で融通がきかないという、下田〈B〉が輪郭を描いた執着性格[2]を基礎に形作られたうつ病の「常識」であった。だが、そのようなうつ病像はドイツと日本という特定地域の、特定の時代にのみみられたものだと内海[3]は述べる。

ともあれ、そのようなうつ病を内因性うつ病と称した。内因性を説明するには、外因と心因という述語を並べなければならない。「内」と「外」が対としてあるのはいいとして、そこに「心」が入ってくるのは何なのだと言いたい気持ちはわかるが、まあ、そういうことになっていたのだから三幅対をお認めいただきたい。三位一体をはじめ、3というのは非常に調和がいいのであるよ。トロイカは三頭のトナカイでソリを引くのでバランスがいい。ソ連では三頭の首脳で重大な決定をいろいろ下したら

〈A〉フーベルトゥス・テレンバッハ（1914–1994）、ドイツの精神病理学者。主著『メランコリー』は日本のうつ病臨床に多大な影響を与えたが、もうひとつの本『味と雰囲気』は本書「自己臭」で重要な参照文献となる。

〈B〉下田光三（1885–1978）、日本の精神科医。慶應義塾大学、九州大学の精神科教授を歴任したあと、米子医科大学（現在の鳥取大学）の創設に尽力した。

しい。おおこわ。

単純化してわかりやすくするため、脳をPCに喩える。脳をコンピュータと同列にするなとあちらこちらから抗議の声が上がるが、三頭体制に声は届かない。外因というのはPCでいうとハードウェアの問題である。ICチップに齟齬があって、ワードの文章が滅茶滅茶になっているとか、ACアダプタが故障していて、電圧が一定せず、誤動作するとか。脳に話を戻せば、脳細胞自体が障害を受けるか、脳に栄養や酸素が十分に供給されずに、精神症状をきたすといったものである。

内因は何らかの脳の障害ではあるが、明らかにこれと示せるものはまだ見つかっていない。何だか歯に物が挟まっていて、気持ち悪いから、ソフトウェア、なかんずくOSの障害だと言い切ってしまおう。またもや抗議の声があちらこちらから。近年の神経科学はその「何らかの脳の障害」に迫りつつはあるから、OSではなかろうという意見もわかる。だがOSの障害で、あるICチップに過負荷がかかって、チップが壊れるなどということもあり得るので神経科学の知見も、それが原因なのか結果なのか過程なのか、実はまだまだ決められないのではないかと思う。少なくとも模式的に考えるには内因はOSの障害としておくのはそう悪くない。OSが不具合を起こせば、ワードもエクセルも機能がおかしくなる。内因性疾患としては従来、統合失調症と躁うつ病が挙げられてきた。

そして心因は心理的原因のことであり、恋人に振られて落ち込むとか、心理的に納得できるようなことが起こっている事態であり、神経症がここに入る。PCならばアプリのレベルの障害と図式化することになる。OSは機能している環境で、文章作成アプリに問題が生じて動作が遅くなってしまうが、表計算ならちゃんと動くといったことになるはずだ。仕事する気力はないが、レジャーは意欲的な「新型うつ病」のアナロジーになる。

この心理的にわかるというのは実は曲者で、おおむね「了解〈c〉」という概念に相当するのだが、了解は厳密に論ずるといろいろ厄介な問題を孕む。ここでは難しいことに立ち入らず、恋人に振られて落ち込むのは了解できるが、念願の昇進がかなったのに落ち込んでいるのは了解できないといった用法でひとまずはいいだろう。前者は神経症性の抑うつだが、後者は心理的な了解を超えていて内因性うつ病であるといった診立てに使われる。

ただし、ぜんぜんうまくいってなかったカノジョと別れただけでそんなに落ち込むのおかしくね、ということもあり得るし、よくよく患者の話を聞いてみると、「念願の昇進だったが、いざ昇進してみるとその責任に押しつぶされて、気分が落ち込んで

〈c〉それまでのアニメで「了解」と通信していたのを『科学忍者隊ガッチャマン』では「ラジャー」と言ったのはとてもカッコよかった。「roger」は電波通信時の聞き取りやすさのため「受話した received」という代わりに「ロジャーのR」の意味でこう言ったらしい。だが、ヤスパースの「了解」は「received」ではなく、もっと積極的に相手の懐に入ってわかろうとすることである。

しまった」などという述懐が得られるならば、なんだ了解可能じゃないかということになる。

それで頑張って頑張って了解を続けているうち、大学に入学したけど、周囲とうまくいかなくて、そのうち自分を馬鹿にする声が聞こえてきました、なんてのも了解できましたあ、などということにもなりかねないのが、了解の厄介さのひとつである。もっともそうやってなんとか患者を了解しようとする態度は精神療法的には必要なことかもしれない。

抑うつ状態とは——制止と焦燥

さて、ここでうつ病の症状をおさらいしておこう。抑うつ状態とはなんだろうか。それは気の沈んだ状態、あるいは気が塞いだ状態である。「気が塞ぐ」はもうあまり使われなくなった言葉だが、漢方医学の「気鬱」に対応する和語と思われる。漢方の考えでは「気」という生体エネルギーのようなものが全身を巡っているのだが、それが滞って固まって塞がってしまったのが気鬱である。「塞ぎ込む」という言葉も使われるが、「気が塞ぐ」に由来するだろう。

現代では、気が沈む、落ち込む、滅入るといった表現が一般的だろうが、沈むだの落ちるだの、下の方に行ってしまう表現がとられる。こうした気分のあり方が抑うつ気分である。彼が殺した騎士長が唐突に現れて、ドン・ジョヴァンニが二短調の和音とともに地獄に落ちても、ドン・ジョヴァンニは悔いてもいないし、落ち込んでもいなかろうが。

それに伴って精神運動制止ないし精神運動抑制という状態が生ずる。いろいろな精神活動が滞ってしまうのである。意欲も出ないが、気力を振り絞ったところで行動もできない。思考も進まないし、感情も湧いてこない。それでいて何かしなければならないということはわかっているので気持ちは焦る。つまり焦燥である。

自律神経系にも影響が生じて、消化管への影響で便秘になるのはよくあるし、不眠や食欲不振もここに含めて記載されていることも多い。不眠では中途覚醒や早朝覚醒が多いといわれている。そして日内変動も何らかの生物学的要因の存在を示唆する兆候として知られているが、典型的には抑うつ気分にしろ制止にしろ朝に強くて、夕方になると軽快するものである。

内因性のうつ病と神経症性のうつ状態とを鑑別する所見として従来指摘されてきた

ことに、まずは制止がある（抑制という訳もある）。やらなきゃならないという気持ちはあっても、体が動かないといったように体験される。行動の必要性について頭では認識していても体がついてこない。神経症性の場合、つまり正常の精神生活における落ち込みの延長線上にある場合には気が乗らないだけである。

そして日内変動。これは何らかの日周性の生物学的な要因が関わっている証左であろう。そしてそのような状態は自分の意思でコントロールできない範疇にあるので、患者は自身が病気になったという自覚を持ちやすい。もちろんそこに妄想が加わると、「病気じゃない」「怠けているだけだ」と自ら述べることもまれではないが。さらには自律神経症状はじめ種々の身体症状もまた内因性の特徴である。

内因とはOSだと喩えたが、精神活動の基盤となるもので、明らかに表に出てくるものではないのであるから、脳梗塞のような粗大な病変ではないものの、何らかの生物学的要因に関わっているものと考えられる。生物学的要因が大きければ、薬物療法や、電気けいれん療法などの他の生物学的治療が効を奏することが期待され、それゆえ臨床的には心理学的水準で生じている神経症性のうつ状態との鑑別が必要である。この鑑別にはいくつかの手がかりはあるが、決定的なメルクマールがない。

では、その手がかりをチェック・リストにして、といった今風の安直に走らず、本書では症例につきあいながら、じっくり考えてみたいのである。じっくりとお雑煮でもつつきながら（何でお雑煮かって、執筆時点でお正月だったんだよう）。

2 操作的診断と軽症うつ病

お雑煮を食べた人は健康になるという研究をするとしよう。全国各地の研究者を募って、お雑煮を食べた人と食べない人の健康状態を比較する。ところが、お雑煮って言いながら各々みんな違うやんか。餅も切り餅だったり丸餅だったり、果てはあんこが入っていたり、汁も醬油あり味噌あり、煮ないで蒸すってどういうこっちゃ、いやイクラ乗せるんか。

これではいかんのでお雑煮の診断基準を作る。餅が入った汁物で、その具に含まれてよいのは……てな感じ。なんだと、関西ではこういうのがお雑煮だ、とかねじ込んできてもだめだ、黙っとれ。基準の項目をひとつひとつ機械的に当てはめて（これを「操作的」という）、これがお雑煮であると決めるのである、断固として。そうでないと研究にならないからだ。

そうやってできたのがＤＳＭである。「うつ病」と各々の研究者が称しているものが、みんな違ってみんないい、じゃ困るだろということ。さらに、精神疾患の原因はまだよくわかっていないのだから、外因・内因・心因みたいなあらかじめ原因を特定してしまう考えはやめましょうということになった。前述のように原因の了解可能性についても判断する側の主観が入りやすいところだから、診断基準にそういうことは載せられない。

操作的診断基準の罪過

ＤＳＭの前身となるようなものは１８４４年に出版されたということだが[4]、それはアメリカ精神医学会の前身の草創期でもあったようだ。ＤＳＭ-Ｉがリリースされたのが１９５２年である。当時はまだアメリカで趨勢であった精神分析の影響が強く、原因を問わずにとにかく誰でもが同じ診断に至るようなものを作ろうというコンセプトでできた、１９８０年のＤＳＭ-Ⅲ[5]から世界的な影響力を示し始め、日本でも普及することになる。

ところが「うつ」は、正常でもさまざまな状況で生ずるし、うつ病以外の多様な、というか極論すればほとんどすべての精神疾患でうつ状態はみられうるものであり、ここから病因の想定を外したDSM－Ⅲの「大うつ病性障害（major depressive disorder）」により、うつ病は拡散し、びまん化し、希薄化した。

ちなみに「大うつ病」という日本語はかねてから評判がよくなく、DSM－5－TR[6]の翻訳ではついに「うつ病」に落ち着いた（ただし、ここでの「うつ病」は「DSM－5－TRで定義されるもの」である、という注記が添えられている）。もひとつちなみに、来るべきDSM－XLなどの時代を見据えて、あやつらは5版からローマ数字をやめたようである。

DSM－5でも、その使用法には、診断するには、詳細な臨床病歴をとって、発症に寄与したかもしれない要因を検討し、診断基準に挙げられている症状を単純に照合するだけでは不十分で、患者の示す徴候や症状が正常範囲を超えているか見分けるには臨床修練が必要だ[4]などと注記されているのだが、操作的に診断するということといささか齟齬が生ずるところでもある。

実際、学生などにやらせると「診断基準に挙げられている症状を単純に照合するだけ」になりがちなのは、前著『キャラクターが来る精神科外来』[7]で示したとおりである。また、臨床修練を積んだ人たちのためのものなのだから、抑うつ気分とは何か、どう定義されるのかといった基本についての言及はないのである。

従来、内因性うつ病に対して、抑うつ神経症とか神経症性うつ病、あるいは抑うつ反応という言葉があった。内因ではなく、神経症的メカニズムで生じているうつ病を示す。性格的に落ち込みやすく常に気分が沈みがちなのを抑うつ神経症、内因性のうつ病に似て一定期間で回復するようなのを神経症性うつ病と使い分けるなどともいわれたが、その辺は曖昧。

ただ、DSMで抑うつ神経症に相当するのは持続性抑うつ症と言われるので、慢性的なうつ状態を示すニュアンスがある。それに対して、抑うつ反応は原因となる出来事が解決すれば自ずとよくなる状態だろう。今となってはその僅差はどうでもいいが。

かくてDSMの大うつ病性障害は内因性うつ病も神経症性うつ病も同じにしてしまったのである。

とはいうものの、人間というものは、生物学的次元と心理学的次元が独立に存在しているわけではないので、実際の症例においては両者を明確にわけることができず、それが診療上の困難となる。次のような症例はめずらしくはない。

内因性と神経症性の相即相入

保育士として働いたあと、25歳で結婚して、以後はおおむね専業主婦をしていた54歳の女性。51歳時、乳がんの手術を受ける際に不安が高まり、抑うつ気分、不眠、発汗過多などの自律神経症状を認め、一過的に抗うつ薬が処方され改善した。翌年、娘の就職がうまくいかないことで不眠がちとなり、53歳の年初から抑うつ状態を呈し、抑うつ気分、不安、自責感、意欲低下、中途覚醒、下痢などがみられるようになった。抗うつ薬の投与で改善傾向がみられたり、再び悪化したりをくりかえし、1年半以上、軽うつ状態が遷延したため、電気けいれん療法を含めた治療検討のため、54歳の秋に入院した。

この症例は軽うつ状態ではあっても、制止が顕著にみられ、日内変動もあり、生物学的要因のありそうな抑うつ状態、すなわち内因性うつ病の範疇と外来主治医は考えたわけである。ところが入院させてみると、うつ状態はさほど重くはないので、電気けいれん療法をすぐやるほどではないと判断された。

それまでミアンセリン、エスシタロプラム、ミルタザピン、デュロキセチン、ラモトリギンなどの抗うつ薬のほか、オランザピンやアリピプラゾールやペロスピロンあるいは炭酸リチウムの付加などが試みられ、十分な効果を上げてきていなかったので、三環系抗うつ薬のノルトリプチリンに切り替えられた。

可愛がっていた娘の就職がうまくいかないこと、その娘にもう家に帰るつもりはないと言われたことに落胆したのが心理的負荷となっており、なかなか子離れできないのだと患者は自ら語った。病棟では同室患者と仲良く散歩に行き、病棟のリクリエーションに参加し、調子よく過ごしていた。他患の退院に焦燥に駆られたり、退院後の生活に不安を募らせたりしたものの、慎重に外泊をくりかえし、約4カ月の在院を経て退院した。

乳がんの手術が発症のきっかけではあるが、翌年から娘の就職が思うにまかせないことが本例のうつの背景に響き続けていたようである。娘の成績という自分ではどうにもならないことを受け入れようとしない最初の症例(22頁)と違って、この症例は自身について「子離れできない」という洞察をみせている。それにもかかわらず、うつに陥ることをコントロールできないところが相違点である。

つまり娘の成績がよくないことについては自身の心のなかで整理可能であるのに、そうしようとしないのが最初の症例だが、後の症例は整理しようとしてもなお、うつが発動してしまうのである。そこがうつ病たるところといえる。
抗うつ薬はおそらく効いていたのだが、あと一息の効果だった。そういうことはしばしば経験する。その一息を改善したのは入院で環境を変えたことであったようだ。環境に左右されるあたりは神経症的な要素ということができるが、うつ病の多くはこうして生物学的要素と心理学的要素が重畳するものである。

新型うつ病の虚妄

２０１０年頃から、マスコミで「新型うつ病」が取り沙汰されるようになった。この「新型」に含まれるとか、関連するとかということで言及されたのが古くは１９７０年代から提唱されている、いくつかのうつ病の類型である。逃避型抑うつ[8]、現代型うつ病[9]、未熟型うつ病[10]、ディスチミア親和型[11]、職場結合性うつ病[12]などであるが、斎藤[13]はこれらを無理論的に「軽症うつ病」と総称する。確かにこれらはさまざまな特徴をとらえてまとめられているのではあるが、共通することは、うつが軽症であるか、少なくとも一見軽症にみえることである。

うつ病は軽症化したなどともいわれるが、検証は難しい。受診の敷居が下がって軽症のうちに精神科を受診するようになった可能性はある。それにおそらく貢献したのが「うつは心の風邪」キャンペーンで、20世紀末から製薬会社の主導で行われた。かつて、うつ病は精神病でキチガイだからうつ病だとバレたらもう人生おしまいみたいな雰囲気があったと思う。うつ病は誰もがかかる風邪のようなものだから、気軽に精神科に相談をという趣旨のこのキャンペーンは、当然、フルボキサミンやパロキセチンなど日本で最初の選択的セロトニン再取込阻害薬（SSRI）の発売と連動したものだ。うつ病は風邪みたいに誰にでも伝染ると思われなくてよかったが、おかげで精神科受診への抵抗は減り、抗うつ薬の売り上げは伸び、めでたしめでたし。

いや、実際にうつ病を病んだ人からすると風邪なんて容易いものではないとか、無闇に無駄に処方されて抗うつ薬の売り上げが伸びただけだとか、キャンペーンへの抗議の声はあちらこちらから上がっているが、トロイカ体制には届かない。他方、自分はうつ病だと開示しやすくなったし、自称「うつ病」でも社会的に抹殺される心配はなくなった。

「新型うつ病」の流行は「心の風邪」による地ならしの上に生じてきたと言っていいのではないかな。専門家は「新型」なんてマスコミ用語であって学術的なものでないとコメントした。マスコミで報道された「新型うつ病」の典型は次のようなものである。

患者は20代、30代が多く、会社などで叱責されるとすぐに落ち込んで仕事を休むが、自分は悪くない、上司が悪いなどと他罰的で、仕事を休むと元気になって休職中に趣味の活動を楽しんでいたりして会社からは問題視される。

坂本ら[14]は「新型うつ病」の人たちすべてが治療を要する「うつ病」ではないだろうということから「新型うつ」と表記し、「新型うつ」について書かれた書籍から、その特徴68項目を抽出した上で、精神科医・臨床心理士24名のアンケートを行って「新型うつ」に特徴的な15項目を選別し、それを3つのカテゴリーに分類した。「対人過敏傾向」「自己優先志向」『うつ』のアピール」である。

「新型うつ」では、他者からの評価を過度に気にしたり、他者からの評価に過度に反応したりする傾向と、自己の快を他者や集団との関係よりも優先させて追求しようとする傾向がみられ、「うつ」をアピールすることで、他罰の理由獲得と自己評価が傷つく状況を回避することが可能となる。坂本らはこうした心理学的な特徴から「新型うつ」ではなく、「対人過敏・自己優先抑うつ」というべきとしている。

治療を要する「うつ病」ではないと確信を持って言えるなら、それは性格的な偏倚である。しかし個々の症例においては、軽度の内因性うつ病の上に、性格的特徴から「対人過敏・自己優先抑うつ」の病像が目立つといった場合もありえる。この軽症であることが、内因性うつ病ではあるが軽症なのか、内因性うつ病じゃないから軽症なのかが問題なのだが、結局のところ一概に言えないとするしかない。

3 ニッポンのうつ病

ここで大前の精神医学史研究[15]にも触れておこう。ここで述べている従来のうつ病を、大前は（多少、皮肉を込めてと思われるが）「ニッポンのうつ病」と称する。日本とドイツという特定地域という以上に日本独特のうつ病受容があったと考えるからである。

ニッポンのうつ病の始まりは、第二次世界大戦後のドイツにおいて、戦争の痛手から抑うつに陥った人を反応性の抑うつ状態と軽症内因性うつ病とに鑑別することから、後者の概念が精製されてきたことに遡る。ドイツ留学から戻った平沢がそれまでの激しい病像をとる躁うつ病から区分された軽症内因性うつ病の概念を持ち帰って、日本に紹介した[16]のが1959年であり、いみじくもこの年に最初の抗うつ薬であるイミプラミンが発売され、ニッポンのうつ病概念は抗うつ薬とともに啓発されることとなった。

テレンバッハ[1]のメランコリー親和型概念が紹介されるとともに、ニッポンのうつ病は笠原・木村分類〈D〉でうつ病の中核に据えられるのが1975年である。[17]うつ病の人を励ましてはいけないという「常識」が流布するのが1980年前後で、大前は1983年の大熊の教科書[18]での記載でニッポンのうつ病が完成したとみる。これ、わたしが学生時代に使っていた教科書で、今でも本棚にある。

その後、DSMの普及で大うつ病性障害の概念が広がり、2013年のDSM-5でこれが「うつ病（DSM-5）／大うつ病性障害」との訳語が採用[4]されることで、実質的に大うつ病性障害＝うつ病ということになり、ニッポンのうつ病は消えつつある、ということになる。そして大うつ病性障害のなかでニッポンのうつ病に該当しない部分を名指していた新型うつ病もまたニッポンのうつ病の消滅とともに消え去ったのである。[19]前述のようにDSM-5-TR[6]では、単に「うつ病」となり、ニッポンのうつ病は息の根を止められた。

付言しておかねばならないが、大前は現象を記述しているのであって、これをよしとしているわけではない。「ニッポンのうつ病概念の再評価が求められる。完全に忘

〈D〉ざっくりいうと、「ニッポンのうつ病」、双極性うつ病、神経症性うつ病、統合失調気質のうつ状態、離別などによる悲哀、その他、という分類である。

れ去られる前に」[15]と大前は書く。

また製薬資本との関わりについても大前の意を汲んで記載しておく。うつ病はイミプラミンとともに売り込まれ、大うつ病性障害は選択的セロトニン再取込阻害薬などの新しい抗うつ薬の連続する上市とともに喧伝された。そして今、「新しい患者の掘り起こしにあれだけ熱心だった製薬会社の歴々は、関連製剤の特許切れとともに、『うつ病』の啓発運動から手を引いていった」[19]

4 双極性障害とうつ病性障害の分離

他方、新たに注意が喚起されているうつ病像として、双極症Ⅱ型がある。こちらは躁うつ両極の要素を重視したもので、ただし躁状態は軽躁にとどまる。対人過敏性が特徴で、パーソナリティ障害などに誤診されてしまうことがしばしばある。

そこに双極性うつ病の保険適用が与えられた薬剤が登場して、双極症を見逃すなキャンペーンが展開された。おかげで過剰診断も目立つようになった。夜間に飲酒した時に気分の高揚がみられたとか、患者本人も家族も否定するのに、好調の時にやや軽躁的な行動がみられるという担当医の思い込みで抗うつ薬が中止されて、気分安定薬を主とした治療がなされて改善がなく、当科に紹介されたのち、抗うつ薬を十分量使ったら軽快したなどという笑えないケース[20]も経験した。

うつ病の双極性

うつ病を「躁うつ病」という括りのなかでみるかどうかというのも、今日の問題点である。

時代を遡ると、うつ病は憂鬱（メランコリー）とともにあった。すなわち、うつ病は古代ギリシャ時代からメランコリーの名称で記述されていたとされる。ただし当時のメランコリーは現代のうつ病よりも雑多な病態・症状が含まれており、もちろん時代によっても変遷し、狂気全般を指したり、創造性の源とされたり、歴史的には大いに変遷しているようである。

四体液説では黒胆汁という架空の体液と関連したものとみなされていた。「メラン」はメラニン色素と同語源で「黒」のこと、「コリー」はりこうなワンちゃんのことではなくて胆汁のことである。実はまんま。ボーダーコリーは半分くらい黒いけど。

さらに体液は気質とも関わっていると考えられ、黒胆汁質の気質は憂鬱質とも言い換えられ、それは憂鬱で物思いに沈みがちな気質であるとともに、精神疾患や創造性と関わるとされた。

現代へと連なるうつ病概念は、およそエスキロールのリペマニー（lypémanie）あたりから始まるだろう。[3] これは悲哀と抑うつを呈する病態で、狂的なものはモノマニー（monomanie）に分離されたが、それらが交代するというコンセプトも持っており、ファルレの循環精神病（folie circulaire）、バイヤルジェの二形態の精神病（folie à double forme）などをへて、クレペリンの躁うつ病概念へと流れ込んでいく。

クレペリン〈E〉は躁とうつは交代するひとつのものと考えたが、その後、単極性うつ病（あるいは躁病）と躁うつ病を別物とみる考えも生まれ、内海[3]はこれを一元論・二元論と称し、クレペリンによって一元論として始まった考えが、二元論にシフトし、最近はまた一元論に回帰している傾向があると述べている。

最近の一元論については双極スペクトラム概念などを念頭に置いているのだが、内海が上記のように書いたあとで発表されたDSM-5[4]では、「双極症群および関連症群」と「抑うつ症群」を別項目に立てており、二元論の装いは強まっている。

DSM-Ⅲでは単極性と双極性をまとめて、感情障害（affective disorder）と総称して

〈E〉エミール・クレペリン（1856-1926）、ドイツの精神科医。精神病を早発性痴呆（統合失調症）と躁うつ病（双極症）に二分し、現代の精神医学に多大な影響を与えた。

いた[5]が、ＤＳＭ－Ⅳでは気分障害（mood disorder）に置き換えられた[21]。そしてＤＳＭ－5[4]ではもはや単極性と双極性を包摂する用語はないのである。双極症は内因性の病態であり、薬物療法が必要なものだと思われる。とするとそこから排除された抑うつ症群には内因性の要素は残っているのだろうか。

まとめると、ＤＳＭの診断基準で診断したうつ病には内因性うつ病と神経症性うつ病が含まれており、後者にいくら薬物療法しても大した効果を生まない可能性が高い。「薬飲ませて寝かしておきゃいい」症例を選り分けられないのだ。

また、うつ病と診立てたとして、双極性の要素を見抜けなかったり、過剰に双極性を診断してしまったりすると、薬物療法を誤ってしまう。つまり操作的診断基準や治療ガイドラインを使う前に一定の見識がなければならないのであるが、その見識がなんだかよくわからないというのが、現在のうつ病最前線の泥沼状態なのである。

本書ではこの泥沼化するうつ病最前線に一条の光芒を注ぐべく、新たなガイドラインを……だから、安直なものを求めたらだめだって。

〈1〉Tellenbach H: Melancholie. vierte, erweiterte Aufl. Splinger-Verlag, 1983（木村敏訳：メランコリー〔増補改訂版〕. みすず書房, 1985）［以下, Tellenbach, 1983］

〈2〉下田光造：躁うつ病の病前性格について. 精神経誌 1941; 43: 45-101 ［以下, 下田, 1941］

〈3〉内海, 2006

〈4〉DSM-5

〈5〉American Psychiatric Association: Diagnostic and Statistical Manual of Mental Disorders, 3rd ed. Washington, American Psychiatric Association ; 1980 ［以下, DSM-III］

〈6〉American Psychiatric Association: Diagnostic and Statistical Manual of Mental Disorders, Fifth Edition, Text Revision: DSM-5-TR, Washington: American Psychiatric Publishing, 2022（高橋三郎、大野裕監訳、染谷俊幸ほか訳：DSM-5-TR 精神疾患の診断・統計マニュアル. 医学書院, 2023）

〈7〉須田史朗, 小林聡幸：キャラクターが来る精神科外来. 金原出版, 2022

〈8〉広瀬徹也：“逃避型抑うつ”について. 躁うつ病の精神病理２. 弘文堂, pp.61-86, 1977

〈9〉松浪克文, 上瀬大樹：現代型うつ病. 季刊精神療法 2006 ; 32: 308-317 ［以下, 松浪ら, 2006］

〈10〉阿部, 2011

〈11〉樽見 伸：臨床の記述と「義」. 星和書店, 2006 ［以下, 樽味, 2006］

〈12〉加藤 敏：職場結合性うつ病. 金原出版, 2013 ［以下, 加藤, 2013］

〈13〉斎藤 環：現代の「若者心性」から見た「うつ」の構造. 内海 健, 神庭重信編：「うつ」の舞台. 弘文堂, pp.2-23, 2018

〈14〉坂本真士, 村中昌紀, 山川 樹：臨床社会心理学における“自己”:「新型うつ」への考察を通して. 心理評論 2014 ; 57: 405-429

〈15〉大前 晋：日本の伝統的な「うつ病」概念のこれまでとこれから―軽症内因性うつ病からうつ病（DSM-5）へ. 精神経誌 2022 ; 124: 91-108 ［以下, 大前, 2022］

〈16〉平沢 一：うつ病の臨床精神医学的研究の現況（1945-1958）. 精神医学 1959 ; 1: 211-221

〈17〉笠原 嘉, 木村 敏：うつ病の臨床的分類に関する研究. 精神経誌 1975 ; 77: 715-735

〈18〉大熊輝雄：現代臨床精神医学, 改訂第２版. 金原出版, 1983

〈19〉大前 晋：「新型うつ病」おわりました. 臨精医 2023 ; 52: 5-13

〈20〉齋藤陽道, 小林聡幸, 菊地千一郎ほか：双極性障害の過剰診断について―抗うつ薬の十分量投与により遷延性抑うつ状態が改善した２例. 栃木精神医学 2014/15 ; 34/35: 22-27

〈21〉American Psychiatric Association: Diagnostic and Statistical Manual of Mental Disorders. 4th ed., Text Revision. Washington: American Psychiatric Association, 2000（高橋三郎, 大野 裕, 染矢俊幸訳　DSM– IV –TR 精神疾患の診断・統計マニュアル. 医学書院, 2002）［以下, DSM-IV-TR］

刻3の章　不安、恐怖、抑うつ

～未来の脅威、現在の危機、過去の呪縛

1　抑うつの周辺症状

わたしの勤務する自治医科大学の学生は学費を免除される代わりに、卒業後、一定期間、出身県で勤務する義務がある。学生時代に付き合っていた人がいたりすると、卒後、一緒に出身県に来てくれるだろうか大問題だ。とりわけ自治医大生同士だと、結婚したときに勤務をどうするかという問題が生ずる。北海道出身者と沖縄県出身者で結婚したら、義務の期間を半分ずつ、二人同時に北海道、次いで沖縄で過ごすといった解決策は実際なされているのではあるが、その中途で離婚になったりするとそれはまたひどく面倒なことになると聞く。何でわたしが別れた男の出身地で勤め続ければなんないのよ！

そんなこんなで、女子学生たちに「将来、結婚のこととか不安でしょ」と訊くと、みなやけに反応よくウンウンと頷くのである。女子学生にばかり訊くのは、女子学生のほうが不安に思っているだろうからで、その背景に性差別的な社会慣習があることはまた別の論点として、ここでは「不安」である。彼女たちは何が不安なんだ？

実は「こととか」と曖昧に訊いているところがミソで、結婚が不安で結婚したくないというのではないし、結婚できない不安というわけでもない。漠然と結婚にまつわるあれこれが不安なのである。もちろん結婚できないんじゃないかというのもあるかもしれないし、結婚と仕事を両立できるだろうかとか、学生時代から真剣に悩んでいるわけではないにしろ、ちょっと考えれば想像可能なあれこれが不安なのだ。

で、教科書を見ると、不安とは対象がないものだというのです。つまり、「なにがが不安」と言ってはいけない。いや、いけないわけじゃないが、なになにがはっきりしている場合、つまり対象がはっきりしている場合、それを恐怖という。でも女子学生たち、結婚恐怖症なわけではない。「結婚が不安」とは結婚にまつわる漠然とした何かが不安なのである。

そしてもしひどい不安が続くと、そのうちに抑うつを呈する場合があるし、うつ病の初期に不安が顕著にみられることもある。不安、恐怖、抑うつは近いところにあるが、こういう基本的な言葉ってわかったようでいて、説明しようとするとひどく難しい。しかしこれらはうつ病の入り口にあるから、まずはしっかり押さえる努力をしてみよう。

不快な情動の正常と異常

不安、恐怖、抑うつは不快な情動とまとめられ得るものであり、それが不快であることにはおそらく生物学的な意味がある。よってこのような不快な情動が生ずること自体は正常な精神生活の範疇であり、それがなくなったとしたら病的状態になる。たとえば多幸症である。怖いよ怖いよあっはっは、な〜んて怖いんだ、あっはっはあ、お、そーれとか言いながら、崖から飛び降りて落ちてしまう。恐れをちゃんと見ないとこういうことになるんだ、オー・ソレ・ミオ。

不安や恐怖は端的に危険を避ける機能がある。抑うつはちょっと難しい。擬死反射に近いものと考えるならば危険回避だろうし、エネルギー温存という意味もありそうだ。

他方、これらの不快な情動が不適切な状況で生じたり、状況に見合わない強度で生じた場合も病的であり、それぞれの典型的な臨床形態は、不安症/不安障害、恐怖症、うつ病である。不安、恐怖、抑うつを論ずる際に、それらが正常な精神生活の要素の場合なのか、病的症状の場合を取り上げているのか区別することが必要だ。そして正常な精神生活の要素としての不安、恐怖、抑うつは特徴を描きわけることができるが、病的症状としてのそれらはいささか不分明とならざるを得ないように思われる。

また不安、恐怖、抑うつは同列に扱えない部分もあり、不安と恐怖は情動でよいが、抑うつは気分や感情の範疇に収まる部分のほかに、思考や行動における変化も重要な側面である。換言すれば、不安と恐怖はたいてい単一症状として扱われるが、抑うつは通常は状態像として扱われる。まあ、不安状態という言い方もあるが、でも恐怖状態とはいわない。それは恐怖が不安ほどは持続しないからでもあろう。

2 不安——この根源的なもの

われわれは不安のことをよく知っているが、それが何かあらためて説明しろと言われると結構困る。そもそも定義が困難で、字義通り「安心」の対義語とでもしておくのが妥当ではある。
英語の anxiety やフランス語の angoisse や anxiété、ドイツ語の（そして英語にもある）Angst はラテン語の angere（締め付ける、苦しめる）が語源で、さらに遡ると怒り anger とも語源が共通のようである。確かに不安な人を不用意に刺激すると怒り出すものである。不安に駆られている人をおちょくるのはやめなさいね。ドイツ語では他にUnruhe（英語なら形容詞だがuneasy）という単語があるが、これはまさに「不－安」である。

哲学では、実存主義において不安を人間の根源的な状態とみる論調がある。職業の自由や住居の自由のなかった前近代（前述の通り、自治医大卒業生にもないが）、鍛冶屋の子は鍛冶屋になり、生まれた村で生涯を終えると決まっていた。ところが産業革命後となると、人間は自由になったがために、何を選択したらいいのかわからない状態で世界に放り出されることになった。ここに不安がある。そして、今日と同じような明日が来て、今年と同じような来年が来ると捉えられていた前近代をあとにして、現代のわれわれは未来に何があるかわからない不安に晒される時代を生きるようになった。寄る辺ない状態で世界に放り出される人間にとって、不安は根源的なものだということである。

晩年のフロイト〈A〉は「制止、症状、不安」の中で、不安が抑圧を生み、抑圧が症状を生み出すと論じているので、精神分析においても不安は症状形成の根幹の位置におかれているといえる。また、後述のようにフロイトは不安において去勢不安を特権的な位置におくが、ラカン〈B〉においては、不安は対象aが占めるべき場所、想像的去勢の場所に何かが生ずるときに不安が出現すると定式化され、主体が大文字の他者

〈A〉ジグムント・フロイト（1856-1939）、言わずと知れた精神分析の創始者。うつ病に関しては論文「喪とメランコリー」が重要。

〈B〉ジャック・ラカン（1901-81）、フランスの精神分析家。フロイトを構造論的に刷新した。

の欲望に直面したときにとらえられる情動であるとし、人を人という存在として支えている次元に関わるものとしている。[2]

難しいことを言っているけど、これもまた不安が根源的ということね。

身体感覚としての不安

他方、不安を「根源的」とみることには別の観点もある。つまり不安は心理的なものであるよりも生物学的なものではないかという観点である。

フロイトも不安を含む情動状態は危険の状況に対応する生物学的必然である[1]としており、不安は「精神症状」という以上に身体を巻き込んでいるということができるだろう。フロイト[1]とヤスパース[3]はともに不安を呼吸と心臓に結びつけたが、クレペリンはさらに広く捉え、不安の神経随伴現象として、めまいや感覚錯誤や麻痺感、心機能への作用（動悸）、血管神経への作用（蒼白化、血圧上昇）、呼吸への作用、随意筋への作用（振戦、戦慄）、発汗、排尿、脱糞を挙げている。[4]実際、われわれは不安を心的現象としてより、身体感覚として体験していることが多い。

不安は内的緊張に結びついているとした上で、クレペリンは「内的緊張は姿勢や表情運動や痙攣的な筋神経支配に現われたり、呻きや叫びや、激しい防御や逃避の企てや、周囲の人や自分自身の生命への攻撃になって爆発したりする」[4]と述べる。ヤスパースもまた「激しい場合には内容のない深刻な不安で、意識混濁と自分自身や他人への見境のない暴行をきたすもの」[3]もあるとしている。ここにはヨーロッパ語で不安と怒りが同根だということと響き合うものがあるが、臨床的にいえば不安の重症化の先に焦燥という現象が控えていることを示している。焦燥（agitation）自体は運動性の不穏状態を示すが、背景に強い不安があると考えられる。

フロイト[1]は不安が「危険の情動記号」として合目的的に生ずる段階と、それが類似の状況で再生される過程で自我による加工を被る段階を想定する。前者は現実不安で、既知の危険に対する不安であり、後者はわたしたちの知らない危険に対する不安、神経症的不安である。臨床で観察される不安も生理的にみえるものから神経症的なものまで幅広く、当然のことながら正常範囲の不安もある。

「人間的現存在を考慮すれば、人にほとんど不安がないことは、時に不安があることよりもはるかに説明を要する」[5]とシュナイダーは述べており、ヴェルギリウスの格言「恐れを知り、それを恐れざるが真の大勇者なり」を待つまでもなく、適度な不安は正常機能である。もし不安のない人間がいたらそれは社会的に危険な人物であろうし、不安を完全に麻痺させる技術ができれば、前線の兵士に悪用されるだろう。

この類はSFではお馴染みのアイディアで、兵士の脳にデヴァイスを植え込んで、不安をコントロールするとか、麻薬系の薬で麻痺させるとか。後者はすでに現実に使われているんじゃないかという噂もあり、バイオテクノロジーの未来が不安です。

3 恐怖——この動機付けられたもの

不安について論じながら、「恐れ」という言葉を持ち出してしまったが、恐怖と不安は、ひとつの情動的現象の様相の違いに応じて呼びわけられているだけという印象があり、厳格に区別することは難しい。シュナイダーは「最近は動機のない不安だけを不安と呼び、動機付けられた不安は『恐怖』と呼ぶのが普通である」[5]と述べている。もちろんシュナイダーのいう「最近」は半世紀以上も前のことである。彼は「動機付けられた」という言葉を使うが、ヤスパースは「恐怖は何かに向けられているが、不安は対象がない」[3]と説明する。教科書的にはヤスパースのように対象の有無ということで論じた記述が多いのではないだろうか。

フロイトは、不安は不確実性と没対象性という特徴を持つとしてこれを支持するようにみえながら、「不安とは何かを前にした不安である」[1]とも述べる。実際、日常的には「今度の試験が不安だ」などという用例には事欠かず、シュナイダーも「〃何かを前にした〃不安」も存在することに言及して、「不安には動機付けられたものも、動機のないものもある」[5]と譲歩している。それに対し「恐怖は常に動機付けられた反応性のものである」[5]。

またシュナイダーは「動機付けられた不安も〃不安〃と呼び、必ずしも〃恐怖〃とは呼ばない」[5]とし、不安は「感情的・欲動的」、恐怖は「合理的・熟慮的」と対比してみせる。フロイトが「不安は期待と見逃しえぬ関係にある」[1]とするのも慧眼である。えてして、われわれは密かな望みが実現することを恐れ、恐れることが起こることを実は望んでいるといえば、いかにもフロイトらしい言明であろう。不安は対象のない漠然とした恐れだが、「未来の、未知のもので、自分に対する危険が漠然としてではあっても予知されていることが少なくない」[6]。

予期不安という術語は不安発作に対比して用いられているために、わざわざ「予期」が付加されるが、不安とはすべて予期不安であるといってもいいのではないだろうか。対して、恐怖は期待よりも忌避に関わっているように思われる。しかし、両者を区分するのにこうした徴標だけでは十分ではない。臨床では、終日続く慢性的な不安と急性に生ずる強い不安の双方を不安神経症の概念で包摂し、DSMにおいても不安症とまとめられてきた。

ところが、パニック発作は不安というには強力だが、恐怖というには動機付けが不十分、つまり「対象がはっきりしない恐怖」のようなものである。「恐怖は常に動機付けられた反応性のものである」[5]のなら、これにパニック／恐慌という別の術語を与えざるをえないだろう。

恐怖の生ずる状況に陥るという不安

恐怖と不安をわけるときの徴標としては、動機の有無（対象の有無）、情動の強度、急性か慢性か、などを挙げることができる。おおむね対象がはっきりしていて、急性の強い情動だと恐怖と呼ぶに相応しく、対象が漠然としていて慢性的な弱い情動だと不安と呼ばれるといって大過ない。しかしこれらの徴標の配合をさまざまに組み替えてみた場合、どれを恐怖といい、どれを不安というかは明確ではない。

しかしながら恐怖症というと必ず対象がある。DSM-5では限局性恐怖症

(specific phobia)と広場恐怖症にわけられているが、限局性恐怖症の対象は、動物、自然環境、血液・注射・負傷、状況、その他、と分類されている。人間に対する恐怖症は社交不安症(social anxiety disorder)であるが、これは社交恐怖(social phobia)という別名も併記されており、図らずも不安＝恐怖という定義の難問がここに露呈している。

そして臨床の場面で恐怖が問題となるときには、患者は現に存在する対象や状況に対する恐怖のただ中にあるわけではなく、恐怖の生ずる状況に陥ることを恐れているわけであり、これは「動機付けられた不安」に近いものといえるのではないか。全体主義社会の恐怖政治は、恐怖の生ずる状況を暗示することによって民衆の不安を煽って支配するのである。このとき恐怖の対象が曖昧なほうが、つまり何をされるかわからないというほうが効果が上がることを鑑みれば、恐怖政治で用いられるのは実は恐怖ではなく「動機付けられた不安」であることがわかる。

4 抑うつ——内容のない喪失

抑うつと不安の関係について、英語圏ではこれを一連のものとみる、混合性不安抑うつ状態という記述[6]があり、ICD－10にも混合性不安抑うつ障害として採用されている。うつ病の症状として不安が認められるのは珍しいことではないし、慢性的な不安にしろ不安発作にしろ、持続すると二次的に抑うつを呈するのも珍しいことではない。

そこで制止を中心とした制止型うつ病から激越うつ病をへて、不安神経症へと移行するスペクトラムを描くことができる。[6]ただ、これは臨床症状としての抑うつと不安の併存について述べているのであって、不安と抑うつがスペクトラムをなして漸次移行するというわけではない。

他方、恐怖と抑うつについても、心的外傷後ストレス症などを念頭におけば、強い恐怖体験や繰り返す恐怖体験が抑うつや抑うつ類似の寡動状態を生み出すことが知られている。

フロイトは不安を「危険の情動記号」としつつも、不安は去勢不安として立ち現れてくることが多いことからして、喪失、分離に対する反応であるとみえると述べる。[1]そういいつつ、「私たちは分離に対する情動反応を知っており、それを痛みと喪として感じるが、不安としては感じない」[1]ともいう。これは迫りくる喪失・分離に対して不安が生じ、すでに起こってしまった喪失・分離に痛みと喪が生ずるということである。

さらにフロイトは「喪とメランコリー」[7]において、正常な悲哀である喪は愛された者か、そうした人物の位置へと置き換えられた抽象物を喪失したときに生ずるが、病的状態としてのメランコリーにおいては、患者は自分が何を失ったのかを意識的に把握できずにいる。たとえ自分は誰を失ったのか知っていても、その人の何を失ったのかを知らないと述べる。喪においては喪失に関わることは何ひとつ無意識的ではないのに、メランコリーは意識から取り去られた対象喪失と関連している。[7]

正常体験としての喪と不安は、喪失や分離との関係においては「前」「後」の位置にある。病的な喪としてのメランコリー――ここではおおむね病的体験としてのうつ状態としていいと思われるが――は、喪失の事実はあっても、喪失の内容がない状態である。そして何かわからないものに対する不快な情動とは不安である。何が失われたのかわからないという病的状態において生ずる不快な情動は、うつなのか不安なのか不分明なものにならざるをえないのではないだろうか。

力動のぶれ

ヤンツァーリク〈c〉は精神現象を力動と構造という二つの観点から捉えて記述した。[8]

力動とは、情動と欲動の二重局面として現れる基本領域であり、各個人に生得的に備

〈c〉ヴェルナー・ヤンツァーリク（1920-2019）、ハイデルベルク大学教授を務めたドイツの精神病理学者。彼の構造力動論については本書でも何度か言及する。

わっているものであり、構造とは個人的な行動様式のマトリックス、かつ状況との出会いの恒常的な様式で、絶えず経験による刻印を受けるものである。[9] ごく大雑把にいえば、力動とは精神エネルギーとしての生命力動に、構造とはおよそ人格構造に当たる。[10] ヤンツァーリクによれば、うつ病とはこの力動が抑え込まれてしまった、力動の縮小[8]／収縮[9]（dynamiche Restriktion）を本態とする。

ところが、加齢性の変化や脳器質的病態、あるいは生活上の負荷などで、構造の弛緩が起こると、力動のぶれ（dynamische Auslenkung）が生ずることとなり、これがうつ病における不安という形態をとりえる。[8] うつという現象に付帯するものとして不安が生ずるということである。力動のぶれが大きければそれは不安よりも恐怖というべきものにもなるだろう。

力動のぶれはうつとしての力動の縮小／収縮の一時的・部分的解除であるから、躁的な成分とみることもできる。[11] そうするとうつ病における不安や恐怖は広義の混合状態を示すという見方も可能である。このような観点からは不安や恐怖はうつ病における微細な躁的成分として一塊のものとして現れてくるということになるが、それはあくまで病的症状としての不安や恐怖とせねばなるまい。

5 未来・現在・過去

広瀬は精神分析的研究を渉猟しつつ次のような見解を紹介している。

「人間でも動物でも脅威や喪失に直面すると、まず最初に怖れや不安でもって反応する。それが制御可能とわかると不安は役目を果たして消失する。もし事態が制御不能とわかると、抑うつが不安に置きかわるのである」[6]

つまり脅威や喪失といった出来事を中心に、不安と抑うつは時間軸上の対称的な配置にある。そして、その出来事のさなかにわれわれが体験するのは恐怖ではないだろうか。

よって本章で問題とする3項目を、時間性のなかに位置づけると次のようにいうことができるだろう。不安は未来からの脅威であり、恐怖は現在にあり、抑うつは過去からの呪縛である。

「祭り」を起点にみる精神症状

ここで未来・現在・過去を持ち出したのは、木村敏の時間論[12]を意識している。うつ病では名誉・健康・財産などがダメになって取り返しがつかないと体験されることから、木村はこれを「後の祭り」＝ポスト・フェストゥムと定式化し、得体の知れない未来からの脅威に怯える統合失調症の「祭りの前」＝アンテ・フェストゥムと対比した。さらに、「祭りの最中」を意味する、イントラ・フェストゥムを導入したが、これはてんかんや躁状態から境界例まで相当に多様な状態を含む。

アンテ・フェストゥムという言葉は、ブルジョアジーの保守的な意識としての「ポスト・フェストゥム的」と対比させて、「プロレタリアートの未来希求的なユートピア意識」を記述した用例から木村が引いてきたものであるから、この文脈での祭りとはプロレタリア革命である。木村も統合失調症患者の意識と革命意識とを単純に同一視できないとしてはいるけれども、少々、話を文化人類学的な方向にずらせば、祭りとは「祝祭」であり、非日常的な出来事である。「祝祭」はめでたいことでもあれば、災禍であることもあるだろうが、統合失調症患者は来るべき祭りを前にして、期待に胸を震わせ、不安に慄くのである。

他方、うつ病の「後の祭り」は時機を逸してとりかえしのつかない状況をいうが、祭礼の翌日という意味と、祭りの終わった後で山車を出すような時機はずれで無駄な

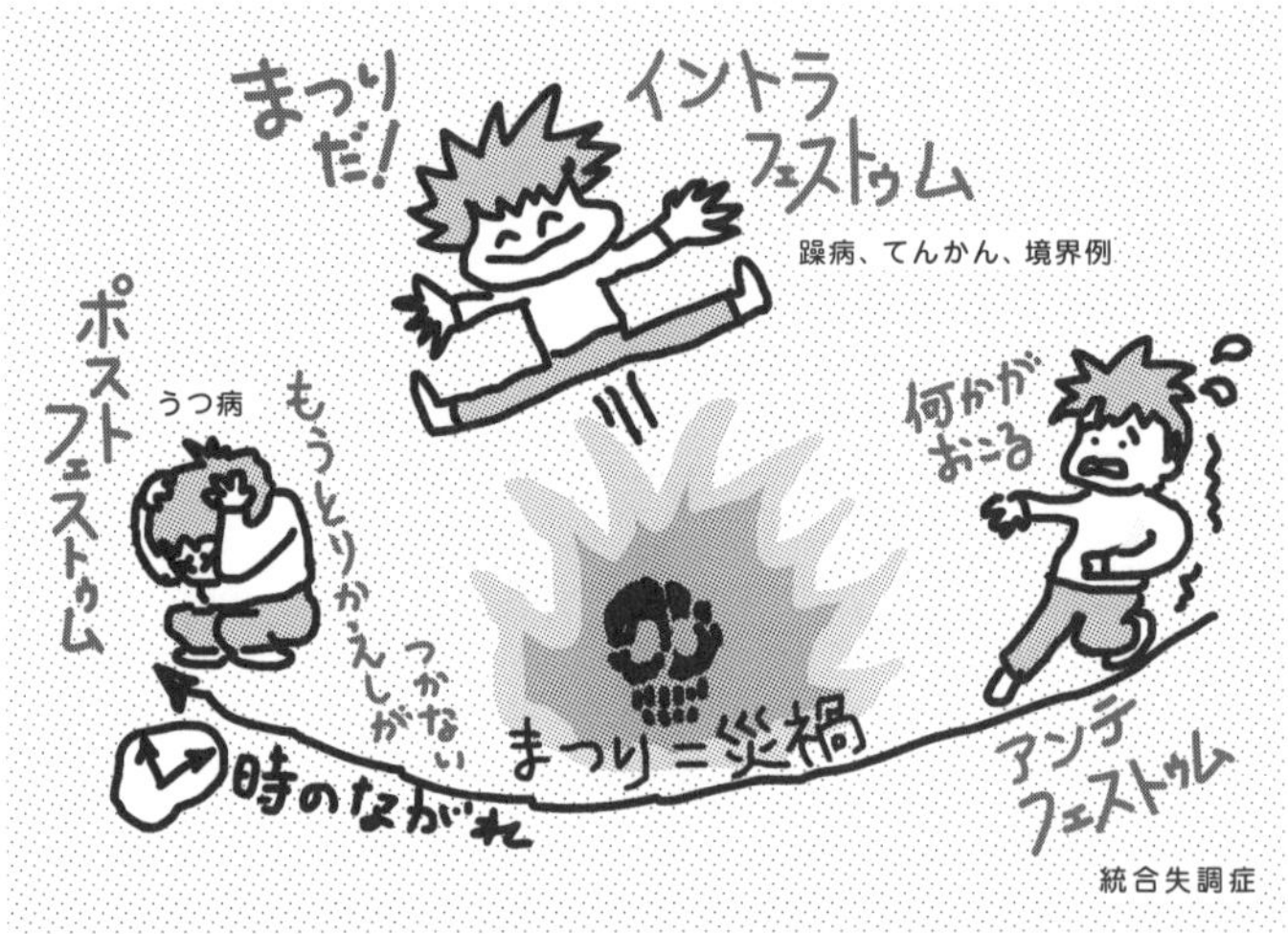
まつりだ!
イントラフェストゥム
躁病、てんかん、境界例
ポストフェストゥム
うつ病
もうとりかえしがつかない
何かがおこる
アンテフェストゥム
統合失調症
まつり=災禍
時のながれ

ことを示すという説のほか、死者を祭る痛恨の思いを表すという説があるという。

そしてイントラ・フェストゥムはいろいろな意味で「祭りの最中」といえる状態を示す。まさにお祭り気分の躁から意識が飛んでしまうてんかんまで。

とはいえ、未来・現在・過去というわれわれが体験する素朴な時間様式に対応した木村のフェストゥム論は非常に受け入れやすかった。そうするとちょっとひねってみたくなるもので、野間[13]はコントラ・フェストゥムという概念を作り出した。病態は解離で、自分に起こっている出来事をまるで対岸の火事のように、他人事のように眺めているあり方を示す。

杉林[14]はアプド・フェストゥムという述

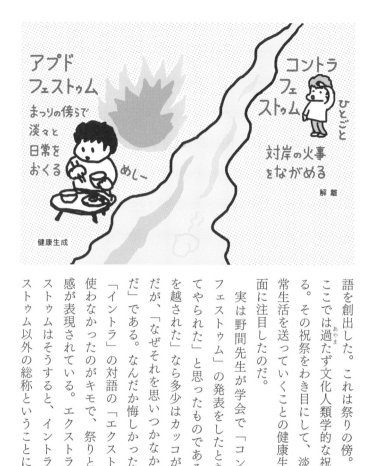

語を創出した。これは祭りの傍。祭りはここでは過《あやま》たず文化人類学的な祝祭である。その祝祭をわき目にして、淡々と日常生活を送っていくことの健康生成的側面に注目したのだ。

実は野間先生が学会で「コントラ・フェストゥム」の発表をしたとき、「してやられた」と思ったものである。「先を越された」なら多少はカッコがつくのだが、「なぜそれを思いつかなかったのだ」である。なんだか悔しかったなあ。「イントラ」の対語の「エクストラ」を使わなかったのがキモで、祭りとの距離感が表現されている。エクストラ・フェストゥムはそうすると、イントラ・フェストゥム以外の総称ということになる。

さて、大喜利です。イントラ・フェストムは雑多な状態を含んでしまうが、その最右翼は意識解体に至るてんかんであろうからデクストラ・フェストゥムである。それと比べれば、境界例の「祭りの最中」は高が知れているから、シニストラ・フェストゥム。シニストラは左のほかに「不吉な」の意味も派生するが、境界例の祭りは確かに不吉な香りが漂う。祭りはプロレタリア革命だったから、右翼のデクストラ・フェストゥムは反革命かね。あとはスープラ・フェストゥムとインフラ・フェストゥムか。スープラ・フェストゥム、祭りのはるか上空にいるのは、それは神さまでしょう。対して、お祭りを下から支えているインフラ・フェストゥムとは、ハレに対するケ、つまり日常のこと、とみると、アプド・フェストゥムとほぼ同義になってしまうけれども。

オクトバーフェストゥムはビールがうまいけど、かくいうわたしはお祭りはあまり好きじゃない。傍観していたい。それゆえにコントラ・フェストゥムと言われてヤラレタと思ったのだろう。

さて、また後でも触れるが、このお祭りを傍観してみると、躁とうつがスープラとインフラのように対照的な位置関係にはないことがみてとれるだろう。いわば垂直の関係である。しかし、臨床的には気分のハイとローと素朴にとらえられるところもある。たぶんこのあたりのひねりが躁うつを考える上での大切なところなのだ。

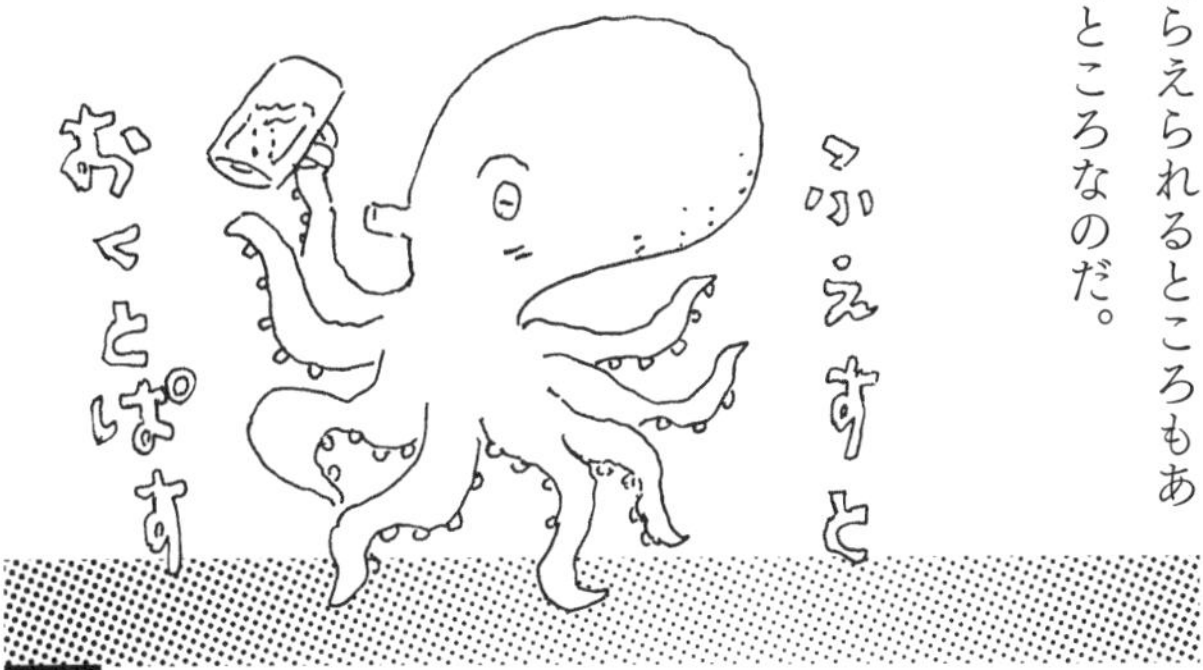

〈1〉Freud S: Hemmung, Symptom und Angst. 1926（大宮勘一郎, 加藤 敏訳：制止, 症状, 不安. 加藤 敏編：フロイト全集 19. 岩波書店, pp.9-101, 2010）
〈2〉Lacan J: Le séminaire, Livre X, L'angoisse. texte éstabli par J.-A. Miller. Paris, Seuil, 2004（小出浩之, 鈴木國文ほか訳：不安, 上・下. 岩波書店, 2017）
〈3〉Jaspers K: Allgemeine Psychopathologie. 5. Aufl., Berlin/Heiderberg/New York: Springer, 1948（内田祐之, 西丸四方ほか訳：精神病理學總論. 岩波書店, 1953-56）［以下, Jaspers, 1948］
〈4〉Kraepelin E: Psychiatrie: Ein Lehrbuch für Studierende und Ärtzte. 8 Aufl. Leipzig: Verlag von Johann Ambrosius Barth, 1913（西丸四方, 西丸甫夫ほか訳：精神医学 1～6. みすず書房, 1986～1994）［以下, Kraepelin, 1913］
〈5〉Schneider K: Klinische Psychopathologie. Mit einem aktualisierten und erweiterten Kommentar von G. Huber und G. Gross, 15. Aufl. Georg Thieme Verlag, 2007（針間博彦訳：新版 臨床精神病理学. 文光堂, 2007）［以下, Schneider, 2007］
〈6〉広瀬徹也：不安と抑うつ─“不安発作－抑制型”うつ病をめぐって. 抑うつ症候群. 金剛出版, pp.23-50, 1986
〈7〉Freud S: Trauer und Melancholie. 1917（伊藤正博訳：喪とメランコリー. 新宮一成, 本間直樹編：フロイト全集 14. 岩波書店 , pp.273-293, 2010）［以下, Freud, 1917］
〈8〉Janzarik W: Strukturdynamische Grundlagen der Psychiatrie. Stuttgart: Ferdinand Enke Verlag, 1988（岩井一正, 古城慶子ほか訳：精神医学の構造力動的基礎. 學樹書院, 1996）
〈9〉阿部, 2011
〈10〉加藤 敏：分裂病の構造力動論─統合的治療にむけて. 金剛出版, 1999
〈11〉宮本忠雄：躁うつ病における混合状態の意義─臨床精神病理学的検討. 臨床精神医学 1992; 21: 1433-1439［以下, 宮本, 1992］
〈12〉木村 敏：時間と自己. 中央公論社, 1982［以下, 木村, 1982］
〈13〉野間俊一：身体の時間─〈今〉を生きるための精神病理学. 筑摩書房, 2012
〈14〉杉林 稔：うつ病と暦時間「あとの祭り」と「きのうの祭り」. 臨床精神病理 2021; 42: 78-83［以下, 杉林, 2021］

極4の章　双極性障害としてのうつ

～二つの極の狭間を飛ぶ、墜落なしに

1 二つの極の病気

京極夏彦の京極堂シリーズ――主に、あの分厚い長編連作のことをいっている――にハマったのは『陰摩羅鬼の瑕』が出る少し前だったから、もう20年以上前になる。古書店を営む屋号・京極堂こと中禅寺秋彦は憑き物落としをする拝み屋でもあり、昭和20年代を舞台に、こんがらがった事件に対して、憑き物落としと称して、関係者一同の先入見をとっぱらい、視点を転換させて、事件の意味を組み換えることで「解決」する探偵小説である。この憑き物落としが、ほぼ神経症の精神療法になっていると思うのだが、ここで言いたいのはそのことではない。

出不精の京極堂が現場に出向いて憑き物落としするのは物語終盤であり、それまでは何人かの個性的なレギュラー脇役が事件に関わるのだが、そのなかで重要なのが彼の旧制高等学校時代の友人、関口巽と榎木津礼二郎である。幻想的な私小説を描く小説家の関口はうつ病を病んでまだ完治していないという設定で、気弱で常にネガティヴ、悪いほう悪いほうへと考え、対人恐怖の気があって声は小さく、語尾がはっきりしないので、聞き取りづらい喋り方をする。うつ病という設定なのでうつ病なのだが、常にこんな状態だから、神経症性うつ病ないし持続性抑うつ症であって、うつ病を病んだという時期はダブル・デプレッションということになる。事件に振り回される役どころである。

榎木津は財閥の御曹司ながら、生前分与を受けた金で設立した「薔薇十字探偵社」の探偵である。眉目秀麗、頭脳明晰、運動神経抜群、喧嘩も強い彼は、自分を神と豪語し、傍若無人で自分以外はみな下僕であり、探偵のくせに下賤の者がする捜査などはしないと言い放つ。人の道を外れた者には激怒して叱咤するなど倫理観はあるのだが、自分のやることに関してはすべて正しいと思っている。従軍時に弱視になってしまったせいか、他人の記憶が見えるという超能力があって、誰が殺したかは当事者の記憶が見えてしまうので、それをもって「解決」という。ただし、殺人の動機とか、細かい段取りとかにはさっぱり関心がないし、見えないからわからない。周囲を振り回す役どころで、どうみても躁状態である。ただし常時そういう状態なので、躁というよりは性格。神経発達症という診立てもあり得るが、彼が他人のことはどうでもよくて、他人からどう見られようと斟酌しないのは、そう腹をくくっているからであって、対人関係の機微がわからないからではなさそうである。

明らかに作者が対照的な人物設定をしているわけだが、躁うつ病というのは、ある日、関口巽が榎木津礼二郎に躁転してしまうことである、と言ったら、この小説の読者はめまいの発作でぶっ倒れてしまうであろう。確かに受け持ち患者が躁転したときにはそれに類した衝撃を覚えることがないことはないが、関口が榎木津になったりはしない。それでは『ジキル博士とハイド氏』だ。あれは躁うつではなくて、善悪の交代だけれども。

躁であろうとうつであろうと、人格の一貫性が大きく変化することはなく、義理堅いうつ病の人は躁状態になっても躁のなかで義理堅さをみせるものである。京極夏彦には躁転した関口を描いてもらいたいけれど、榎木津と同じにはならないと思うょ。でも、躁とうつが急激に変化すると、たとえば、午前と午後で変わったりすると、そばにいる人間は戸惑うことになる。午前中は「あの総理大臣はだめだ、どうしようもない」などと怒っているので話を合わせていると、午後には「総理大臣も大変だ、かわいそうだ」などと言い出すとどう調子を合わせたらいいものやら。つまり躁とうつと振れることも大変だが、それが短期間に、高頻度で起こることも臨床的には大変なことである。

うつの延長線上の躁

初診時39歳の女性を提示する。中小企業社長の父は躁うつ傾向で精神科受診歴があるという。本人は、明るく社交的。好きなことには熱中するが、それ以外はだらしない。依存的な面があり、困難に遭遇すると逃避的になる。高校卒業後、家業を手伝い、21歳で会社員と結婚し、一女、一男をもうけた。患者の33歳のとき、夫が家業を継承した。

高校卒業の数カ月後、うつ状態、次いで躁状態となり入院治療を受けた。25歳の年からうつ状態に引き続く躁状態を2回と躁状態単独をほぼ1年間隔で繰り返した。29歳の年には気分変動は軽度にとどまり、30歳よりの約8年間は、特に治療を受けずに寛解状態が続いた。

躁うつ病という病名はクレペリンが作ったものだが、DSMでは双極症という名称が採用された。二つの極の病気である。もうここからケチをつけたらよい。極とは何だ。北極南極、N極S極、あ、同じか。京極は都の端の意味だから、対語は東京都庁。

陽極陰極、正極負極、他にはあまりないじゃないか。辞書には「一方のはて」とある。あっちの果てが躁で、こっちの果てがうつという一次元。そういう見通しを無批判で受け入れているから双極などということができるのだ。

木村[1]はうつのポスト・フェストゥム、統合失調症のアンテ・フェストゥムを対照させて、躁の属するイントラ・フェストゥムは垂直の次元としている。「自然の美観をそこねるごとき非対称性」[2]という木村のセリフを引用して、躁とうつが垂直に交差し、躁がうつとは違う固有の病理を持っているのだと強調しているのは内海[3]である。

躁病相だけを示す単極性躁病がほとんどみられないこと、躁病で発症することもめずらしく、うつ病相を経てから躁病相に至ることが普通であることなど、躁はうつの正反対ではない臨床知見は少なからずある。わたしは研修医のころうつ状態のエネルギーがもっと下がると躁状態になると教わったが、躁うつ病当事者が「鬱状態の延長に躁状態があるとイメージしたい」[4]と述べているので、実感的にもそうなのだろう。

だが双極症の症例の経過図を描くと、躁が上でうつが下という図になるのがまあ普通。垂直交差している躁うつを経過図に描くのはどう考えても無理だ。そして、前述のように上がったり下がったり――という表現がすでに二つの極で考えているのだが――を繰り返している症例の薬物療法を行うときも同じようなイメージを頭に浮かべているのだと思う。

さて、この症例は18歳のときうつ状態で発症し、ほどなく躁状態になった。28歳まで病相は年に一度で、いったん寛解した。

これでよくなればめでたしなのだが、双極症は遺伝負荷が強いといわれ、本例でも父に「躁うつ傾向で精神科受診歴」というちょっと曖昧な情報が得られている。遺伝傾向が強いということは生物学的要因があるということで、8年の静穏期のあと疾風怒濤がやってくる。

2 頻発性双極症

38歳の9月、家業の多忙と友人の死をきっかけに、短いうつ状態を経て躁状態となったため精神科病院に入院した。入院後、激しく躁とうつの波を繰り返し、ほとんど1年間入院していた。うつ状態では、自分は怠けているだけで病気ではないなどと言っては、無断離院・自殺企図も繰り返しあり、結局、翌年9月に脱走して退院となった。

同病院では、炭酸リチウムとカルバマゼピンの併用などが試みられたが、効果を示さなかった。退院後はほぼ断薬状態のまま抑うつ状態が続いた。40歳の1月初旬、大量服薬で自殺企図したことを機に、わたしの勤務する病院に紹介となり、1月中旬、初診した。

他院でのことで1年間に何回病相があったかは正確にはわからないのだが、ラピッド・サイクラーである。

頻発性双極症（rapid cycling bipolar disorder）は頻発性感情症（rapid cycling affective disorder）の名称のもと、1年間に少なくとも4回以上の病相を有する双極症としてダンナーとフィーヴ[5]により定義された。この「ラピッド・サイクリング」はDSM-5では「急速交代型」と訳され、双極症の特定用語として記載されている。

いちいちうるさいとお思いでしょうが、今度はサイクルに突っかかります。サイクルとはある状態が連続的に変化してもとに戻ることで、そういうのが2つ付いているのをバイサイ（シ）クルという。そして物理学などではサイクルは周波数の単位であって、左右に時間軸があって上下に揺れる図が思い浮かぶはず。躁うつの模式図は周波数の図に影響されているに違いない。

単極性のうつ病に比べて双極症の患者数自体が少ないこともあり，頻発性双極症をさほど頻回に診ることはないのが実感だが，近年の総説によれば，双極症患者のかなりの割合を占め[6]，頻繁にみられる重症型であるとされている[7]。

また，治療について最新の総説[8,9]においても，エビデンスが不足していると評価されており，定まった治療法がないのが現状である。これはまさに躁とうつの交代する病態の極端な例であり，それに対する薬物療法から躁うつ上下の模式でこの病態を考えるのが本章の狙いである。


本人が入院したがらず外来通院で診ることになったが，刃物を持って殺してくれなどと言うようになり，初診の20日後の2月上旬，医療保護入院とした。仮面様顔貌で，質問にもなかなか答えられず，入院を勧めるとかろうじて「どうしたらいいかわからない」と答えたが，夫との間で入院の話を進めると小さな声で「(入院)しません，しません」と繰り返した。

抗うつ薬としてはマプロチリン，ミアンセリンのほかクロミプラミンの点滴を併用した。入院時はかなり典型的な精神運動制止の状態と思われたが，翌日からは洗濯をしたり，病棟から逃走を図ったり，意外に活動可能であった。「どこも悪くない。怠けているだけ」「私がいるとみんなに迷惑」などと言うが、そんなことはないと話すとあっさりと頷く。基本的には罪悪感があるようだが、語ることは表面的で深刻味にかける印象だった。

次第に病棟内を徘徊し、電話や間食が多くなり、男性患者にすり寄ったりする行動がみられるようになったが、その一方で行動が途中で止まってしまうなどの精神運動制止、「離婚されたらどうしよう」といった不安、抑うつ気分、焦燥感が併存し、混合状態と考えられた。また「夫は実家の財産が目当て」「叔父に裸にむしられて放り出される」などと被害関係念慮もみられ、遺書をしたためたりもしたが、退行し甘えたような態度で、いくぶん自己顕示的な印象も感じられた。

第6病日から、炭酸リチウムの再開、抗うつ薬の減量・中止、抗精神病薬の追加、バルプロ酸の併用などを順次施行し、第25病日頃から落ち着いた態度となった。その後、外泊を繰り返し、やや抑うつ的ながら安定した状態が1カ月ほど続いたため、第62病日退院となった。

上がり過ぎと下がり過ぎの繰り返し

こうした臨床像は「未熟型うつ病〈A〉」とは相違があるにしても、性格の依存性や顕示的傾向、混合状態を呈しやすいこと、強い自殺衝動を伴うことなど「未熟型」で指摘されている点もいくつかみられ、「未熟型」寄りの特徴を持った症例と理解することができる。わたしが担当しての第1回入院では混合状態が目立ったが、それは全体の経過のなかではごく一時的であった。

退院後は、不在がちにしたツケで子どもとの葛藤が絶えなかった。5月下旬に、娘の東京への出奔、新築した家への転居、2日間の怠薬が続き、軽躁状態となった。前に脱走した精神科病院に赴き、入院中の知人に会い、元主治医に脱走したことを謝ってくるなど多動であった。本人も「気分はいいが体が疲れてしまう」といい、6月中旬、短期間の約束で2回目の入院に応じた。

入院中はやや退行した依存的な態度で多弁多動だったが、一方で、親としての意地をみせるかのように息子の高校の面談を軽躁状態のままこなしてきた。ハロペリドール、ゾテピンを使用し、次第に落ち着き、多少、調子が上がり気味の状態で第14病日に退院となった。

〈A〉阿部の提唱した臨床単位。庇護的な環境で問題なく育った人が、成人期になって挫折などを経験して、不安・焦燥優位のうつ病を呈するもので、周囲に依存と攻撃性をあらわにする。入院などで負担が軽減されると軽躁状態になりやすい。

あんにゃろ、薬はサボるは、いらんところに出かけるわ、どやしつけてやりたいところだが、躁状態だから仕方がない。でも脱走した病院の元主治医に謝りに行くあたりが、躁うつ病の人の義理堅さ、対他配慮的なところ、という観察も忘れずに。

炭酸リチウム、バルプロ酸など気分安定薬を使いながらではあるが、気分が落ちれば抗うつ薬で上げ、気分が上がれば抗精神病薬で下げというように、まるで音響ミキサーのボリュームを上げ下げするような薬物調整を行っているのだが、上がり過ぎ、下がり過ぎを繰り返す。

退院の3日後、息子が高校での暴力事件を機に、抑うつ状態となり入院した。短期間に気分が変動するも、やがて軽うつのまま安定した状態が続き、「やってゆけるか、自信がない」と家庭復帰に対して不安を示しつつも、第65病日に退院となった。退院時の処方は炭酸リチウム、バルプロ酸、少量のイミプラミンが主剤であった。

3 「上昇力」と「落下力」

薬物療法に関して、炭酸リチウムとカルバマゼピンの併用は無効だったが、炭酸リチウムとバルプロ酸と少量の三環系抗うつ薬の併用が奏効したと考えられる。

頻発性双極症はダンナーら[5]の報告からすでにリチウム抵抗性が指摘されている。本例を報告した当時は炭酸リチウム、カルバマゼピン、バルプロ酸などの気分安定薬の併用が推奨されていたためこのような治療を試みることになった。

現在、薬物療法に関してエビデンスは不十分というものの、うつ状態に対しては、オランザピン、シタロプラム、ベンラファキシン、躁状態にはクエチアピン、オランザピン、アリピプラゾール[8]、あるいは急性躁病または混合性エピソードにはアリピプラゾール、オランザピン、バルプロ酸が、急性うつ病エピソードにはクエチアピン、再発予防にはアリピプラゾールとラモトリギンが有効[9]である可能性があるとされている。

上がることと下がることの力学

さて、本例の診療を振り返ると、気分安定薬といわれる炭酸リチウムとバルプロ酸の併用をした上で、わたしの頭のなかにあったのはごく素朴に躁－うつを上下に引き合う単純な力学関係でとらえるシェーマであり、「上がれば下げる、下がれば上げる」という治療努力を繰り返したものの「下げれば下がり過ぎる、上げれば上がり過ぎる」という困難に陥り、最終的に薬用量をしぼり込んでイミプラミン少量の併用に落ち着いたといえる。

このシェーマを図示すると図のようになる。つまり、躁の方向に傾く「上昇力」とうつの方向に傾く「落下力」の釣り合った拮抗面が上下に動揺するというモデルである。まさにこの図は正弦波モデルで描いている。

ここで「上昇力」というのは、疾病そのものの有する「起躁力」であり、「落下力」とは同様に「起うつ力」であると考えられる。そこに薬物療法の視点を導入すると「上昇力」には抗うつ薬による「抗うつ力」が、「落下力」には抗躁薬による「抗躁力」が加わることになる。さらには生体の持つ治癒力や自己治癒努力なども考慮しうるが、問題を単純化するため無視しておく。

いずれにしても「上昇力」と「落下力」の拮抗が破れ、上昇しきったり落下してしまったのが躁やうつである。このようなモデルを考える際、慢性期の統合失調症の病態を気象学のモデルを援用して説明しようとした中井・岩井の論文[11]が参考となった。

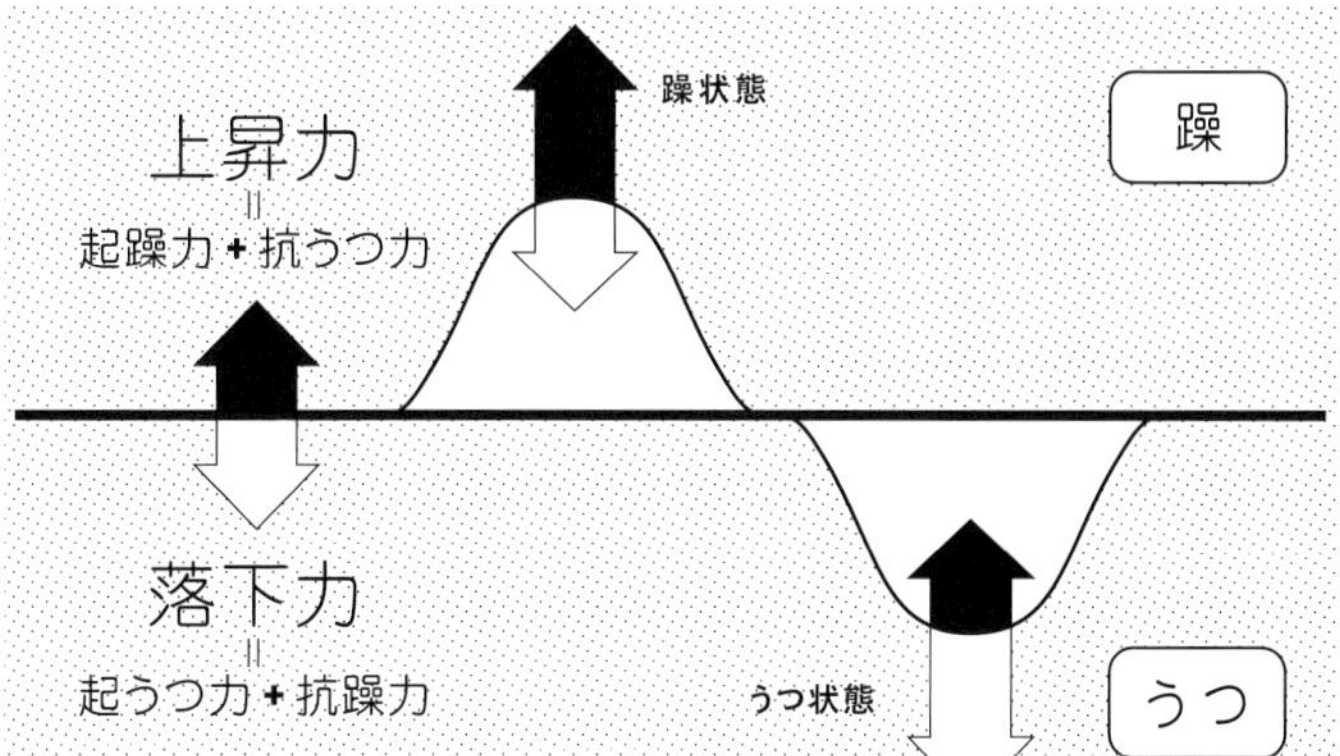

躁うつ拮抗のシェーマ

彼らは慢性統合失調症が「起病力」と「抗病力」というふたつの力のほぼ拮抗した状態であるとし、その拮抗面が揺らぐことで種々の界面現象が生ずるというモデルを提示しているのだが、示唆的なのは「起病力」と「抗病力」の二力が非常に強い力同士の釣り合いの場合、「揺らぎは少ないが、釣り合いが破れるときには一気にいずれかの状態に決定的になりやすい」[11]という考察である。

「二力の強い拮抗状態から釣り合いの破れが激しく起こる」という力学特性が躁－うつのモデルでも考慮されるとすれば、それは頻発性双極症の説明として有効である。

薬物療法と悪者たち

あ、宮崎アニメが突然始まった。大爆発による地殻変動で沈み始めた島から脱出を図って、主人公たちは双発複葉プロペラ貨物機を離陸させようとしている。すると、自分たちも逃げ出そうと悪者たちが追っかけてきて、わらわらと貨物ハッチから中に乗り込んでくる。その重みでエンジンの出力を上げても滑走中の飛行機は飛び立てない。仲間に操縦を任せて主人公が貨物室に降りていって、乗り込んできた悪者を一人またひとりと蹴落としていくと、ようやく飛行機はふわりと浮き上がる。最後の一人を海中に蹴り落としてもまだ飛行機はふらふらしている。あたりを見回した主人公は馬鹿力を発揮して貨物室に堆く積まれた金銀財宝を次々と海に放り投げる。ようやく飛行機は舞い上がり高く高く空に登っていって、躁転して、入院。

貨物機〈シュティムング〉はプロペラを回して上昇する力「起躁力」と、機体を降下させる重い貨物「起うつ力」を備えている。しかしハイになろうとすると悪者たちが乗ってきて「抗躁力」を発揮する。これに対して悪者たちを蹴落とす主人公は「抗うつ力」であるから、なんだこれは製薬会社がスポンサーのアニメか。おわかりいただけましたでしょうか。

非常に重い貨物を高いエンジン出力で運搬する貨物機は、ちょっと乗組員がパラシュート降下しただけで、ぐわっと上昇したり、主人公が主翼に飛び乗るとすとんと降下したり、とにかく不安定というのが頻発性のモデルである。

一方、このモデルから治療戦略を考えると、たとえば「起躁力」に対して相応の薬物を「抗躁力」として加えて拮抗させるということになる。乗り込めー、悪者たち！しかし、そのような単純な戦略では実際にはうまくゆかなかった。以下、この点についてモデルを修正しつつ考察する。そのためにはまず、このモデル上、健康な状態がどのように表現されるかということが重要である。「起躁力」に対して「抗躁力」を加えて程よく拮抗させただけの状態が健康かといえば、そうとは思われない。また、肉親を失ったからといってすべての人間がうつ病に陥るわけでも、健康な人間が抗うつ薬を飲んだからといって躁状態になるわけでもなく、「上昇力」と「落下力」とその拮抗面という道具立てだけでは不十分と考えられる。

4 拮抗面の安定化

ここで上昇と落下という観点から躁うつ病について論じた精神病理学的考察を参照する。森山〈B〉[12]はビンスヴァンガー〈C〉の述べる人間存在における意味方向の上昇と落下という観点[13]に依拠し、正常な人間においては弁証法的に統一されるはずの上昇と落下という両契機の弁証法的な運動が硬化して相剋の事態に陥り、その相剋の極限として二律背反にいたったとき、「深淵」としてのうつと「絶頂」としての躁が成立すると考察している。

森山は、「二つの心」があると訴える躁うつ病患者の診療経験から話を起こしていくのだが、「二つの心」とは、外交性と内向性とか、優越感と劣等感といった相反する心理があるということであって、さほど奇異なことではない。その相反するものは、いつもは適当に折り合いをつけている。ところが病気になると、それらは葛藤し相剋して、どちらか極端なほうに振れてしまう。ここで述べられているのはそういうことである。と言い切ると、森山もビンスヴァンガーもちょっと泣くかもしれない。ビンスヴァンガーが述べているのはもっとずっと実存的なレベルの問題だからである。

〈B〉森山公夫（1934-）、日本の精神科医。東京大学の赤レンガ闘争に中心的に関わった。

〈C〉ルートヴィヒ・ビンスヴァンガー（1881-1966）、スイスの精神病理学者。現存在分析を創始した。

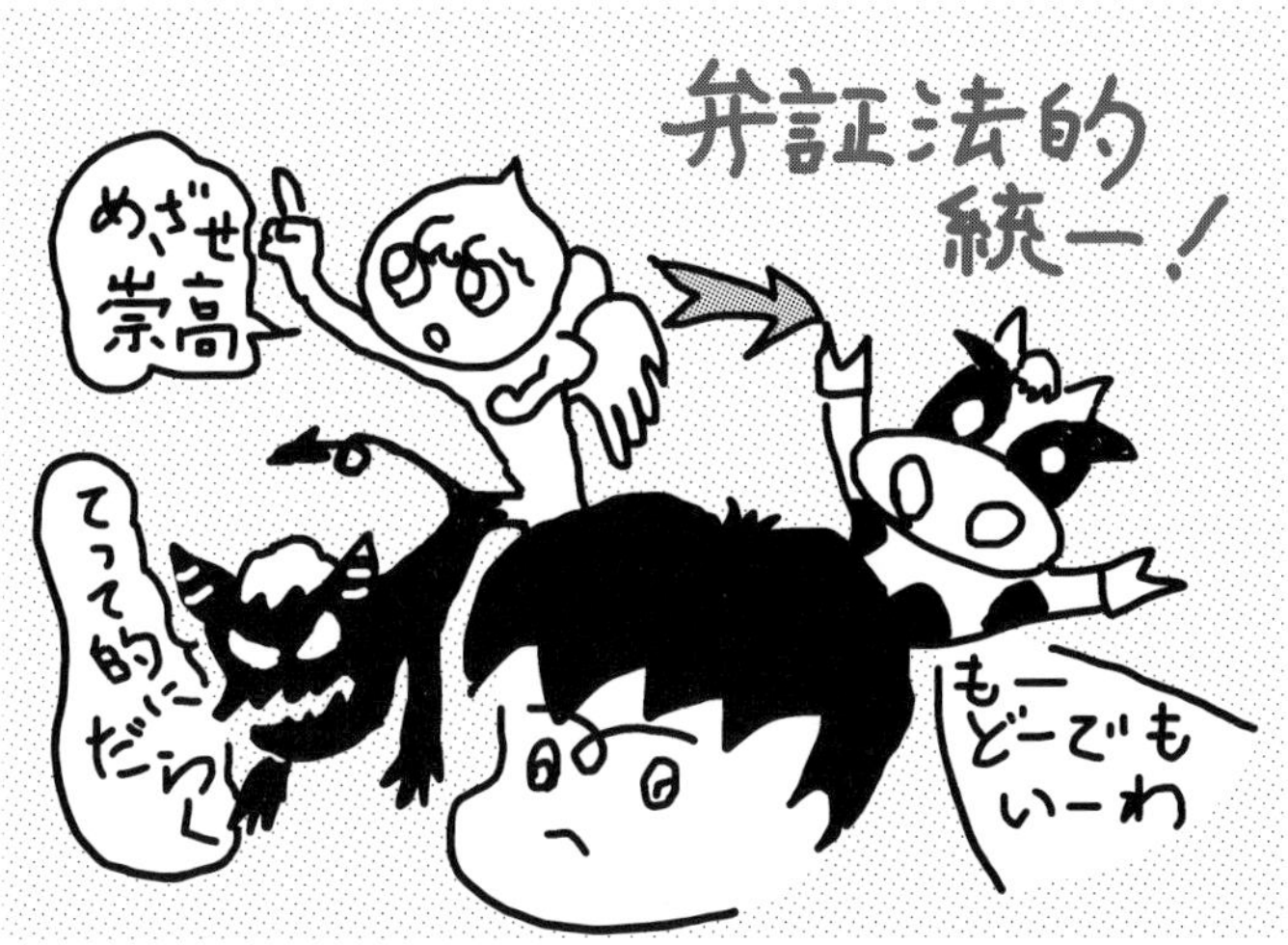
弁証法的統一！
めざせ崇高
てって的にだらく
もーどーでもいーわ

たとえば他人と対面で会うことを何より大事なことと考えて仕事してきた人が、コロナ禍でオンライン面談でも十分という現実に直面して、世界が「別様」になってしまい、稲妻に打たれたように足場がすべて崩れて落下していく体験をする。そんな「落下」のことを言いたいのである。「上昇」も然り。後でもまた触れるので、いまはちょっと勘違いしたイラストで説明と代えさせていただく。

もちろん日常的には、そして症状のレベルで語られるのは、尊大な自分と卑屈な自分の相剋であったりするのだが、背後にこのカッコ付きの「上昇」や「落下」のような「人間学的意味方向性」があって、それが対立しても、尊大のなかに卑屈を練り込み卑屈を尊大で薄めながら弁証法的に統一されているのが健康な状態である。イラストでいえば、白黒つけずに牛のように呑気に暮らしていけるのである。この実存的なレベルでの意味方向が二律背反に陥ったのが病気であると森山は考えているのだと思う。

このような考察は「上昇力」と「落下力」との釣り合いを常に想定する前述のモデルによく合致すると思われる。健康人においては、森山が「上昇と落下の相剋」と述べるような「上昇力」と「落下力」のせめぎ合いはそもそも生じていない。たとえある程度の大きさの「上昇力」や「落下力」が発生したとしても拮抗面が大きく揺らぐことはない。そうすると、「起躁力」に対して相応の薬物を「抗躁力」として加えて拮抗させるといった方法は戦術としては誤っていなくとも、戦略としては著しく不十分であって、それが「下げれば下がり過ぎる、上げれば上がり過ぎる」という失敗を生み出していたのである。

つまり、この上下ののモデルにおいては、「上昇力」と「落下力」に加えて「拮抗面の安定化因子」を考える必要がある。健康人では拮抗面は安定しており、この安定が侵されたときに気分障害は発症し、不安定性が前景化すれば混合状態となり、不安定かつ「上昇力」と「落下力」の拮抗が非常に強いとき頻発性双極症に陥る、と考えられる。

上昇と落下の相剋は躁うつ病の準備状態

例の貨物機の場合、これはまあありえない話だが、空気のなかではなくて粘っとした液体のなかを飛んでいる状態を考える。大気の代わりに水飴で満たされているとしよう。飛行機を上に引っ張り上げようとしても、下に引きずり下ろそうとしても、なかなか動かないはずである。これが拮抗面が安定しているということ。

ここにおいてこの上下モデルにおける、拮抗面とそこに関わる3つの要素が明らかになった。宮本〈D〉は森山の人間学的考察に対して「人間存在の意味方向性という普遍的な主題が果たして医学的な疾患への要請に対応できるかという疑念も消えない」[14]と述べている。そのような疑念を承知しつつも、人間学的な概念で考察した森山の論をさらに薬物に置き換えてみる。真理を明らかにするのが目的ではなく、薬物療法の指標として臨床的に有用な視点が得られればよいのである。

「上昇力」と「落下力」についてはすでに論述した。問題の「拮抗面の安定化因子」は、森山の論[12]では上昇と落下の弁証法にあたるわけだが、精神薬理学的には気分安定

〈D〉宮本忠雄（1930－99）、日本の精神病理学者。自治医科大学教授を務めた。わたしの師匠の一人である。わたしがこんな真面目で巫山戯た本を書いていると知ったら、皮肉な一言があるだろうと思うと楽しい。

薬の作用に相当するといえる。健康な人間ではこの上昇と落下の意味方向性は常に弁証法的に統一され、二律背反に陥らないという意味でそもそも拮抗面は安定しており、「上昇力」と「落下力」とのせめぎ合いというモデルは成立しない。もっとも人間というもの、いつでもそうどっしり構えていられるわけではないので、自力でどうにかなるようなせめぎ合いは、まあいつでも生じているのであろう。

拮抗が生ずるということ自体すでにいくばくかは病的であり、われわれのモデルで「上昇力」と「落下力」がちょうど中間で拮抗していたとしても、それは臨床的に躁ともうつともいえないにもかかわらず、すでに躁うつ病の準備状態といわねばならない。それは、森山の言葉を借りれば上昇と落下の相剋であり、次章で詳述する宮本の言葉を借りれば躁うつの母胎としての混合状態である。

薬物を減らすことによって治療反応性を高める

次に治療的な観点からみると、抗うつ薬や抗躁薬の使用は疾病そのものの有する「上昇力」と「落下力」に、薬力学的な「上昇力」と「落下力」を重畳することになり、拮抗面の圧力をさらに高めることになる。森山の用語でいうと、上昇と落下の相剋をさらに高めることになり、これらが二律背反に陥ることを助長しかねない。

事実、今回の症例では躁うつの転換には心因の関与もみられるが、抗うつ療法が躁状態を惹起し、抗躁療法がうつ状態を惹起し、悪循環を形成しかかったといえる。結局本例に対して行ったことは、抗うつ薬と抗躁薬（ここでは主として抗精神病薬）の使用量をしぼりこみ、拮抗面の圧力を低め、相剋状態を緩和したことになる。

換言すれば、頻発性双極症発症の誘因ともいわれる抗うつ薬、特に三環系抗うつ薬の減量・中止が推奨されていること[15,17]や、「双極性障害者においては治療操作そのものが、躁うつ病循環や頻発型経過の発生と隣り合わせている」[17]という理解に他ならないのであり、このような精神薬理学上の経験的な臨床知見を以上のように精神病理学的に意味づけることが可能と思われる。

神庭らは抗うつ薬中止により「治療反応性が高まる場合がある」[15]という言い回しで述べているが、まさにこの圧力や相剋状態に言及しているわけである。極言すれば「治療反応性が高まる」というのは上昇と落下の弁証法的運動の硬化が緩和されるということになる。

もとより個々の気分安定薬においては前述の「弁証法的作用」に加えて「上昇力」と「落下力」とをさまざまな比率で有しているものと考えられ、実際の使用においては前述ほど単純明快ではないが、これらファクターの配分を推測しながら薬用量を微調整すれば、さらにきめの細かい治療が可能になるはず。

症例のその後である。「やってゆけるか、自信がない」という患者の退院への不安を踏まえながら、夫婦面接では、1～2年は主婦として家を守っていくだけを目標にと指導したところ、夫はその場だけいい返事をしたのみで、退院後はまったく守られず、患者は家業を助けることとなった。これはまた再発かと心配したが、次第に患者自身、仕事が面白くなったようだった。

以後、家業の経営不振・夫の心ない言葉・家出した娘の問題・息子の怠学や成績不良などストレス状況は慢性的に続いたが、それによく耐えて軽度の気分変動を呈する程度にとどまり安定した状態が続いた。

入院に至るような病状の悪化から回復したあと、多かれ少なかれ以前にはみられなかった安定が生ずることがある。まずは薬が効いて気分が安定したことを発端に徐々に自信をつけ、その過程で人格の成長を促すなどの要因が加わって「弁証法的作用」が強化されているのではないかと思う。心的外傷後成長に似た、うつ病後成長があってもおかしくはないし、うつ病間欠期の精神療法のフォーカスはそこになるのではないだろうか。
冒険のあとアニメの主人公たちがひとまわり成長しているってやつですよ。

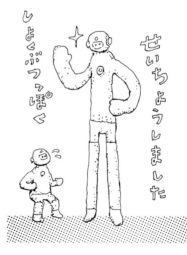

〈1〉木村, 1982
〈2〉木村 敏：躁と鬱. 木村敏著作集３, 躁鬱病と文化／ポスト・フェストゥム論. 弘文堂, 2001
〈3〉内海 健：気分障害のハードコア―「うつ」と「マニー」のゆくえ. 金剛出版, 2020［以下, 内海, 2020］
〈4〉斎藤 環, 坂口恭平：いのっちの手紙. 中央公論新社, 2021［以下, 斎藤・坂口, 2021］
〈5〉Dunner DL and Fieve RR: Clinical factors in lithium carbonate prophylaxis failure. Arch Gen Psychiatry 1974; 30: 229-233
〈6〉Carvalho AF, Dimellis D, Gonda X et al: Rapid cycling in bipolar disorder: a systematic review. J Clin Psychiatry 2014; 75: e578-586
〈7〉Buoli M, Serati M, Altamura AC: Biological aspects and candidate biomarkers for rapid-cycling in bipolar disorder: A systematic review. Psychiatry Res 2017 ; 258: 565-575
〈8〉Strawbridge R, Kurana S, Kerr-Gaffney J et al: A systematic review and meta-analysis of treatments for rapid cycling bipolar disorder. Acta Psychiatr Scand 2022; 146: 290-311
〈9〉Roosen L, Sienaert P: Evidence-based treatment strategies for rapid cycling bipolar disorder, a systematic review. J Affect Disord 2022; 311: 69-77
〈10〉阿部, 2011
〈11〉中井久夫, 岩井圭司：分裂病の非特異的大局観的把握について―中医学的判定を援用しつつ慢性病態を考える. 分裂病の精神病理と治療３. 星和書店, 1991
〈12〉森山公夫：躁とうつの内的関連について. 精神経誌 1965; 67: 1163-1186［以下, 森山, 1965］
〈13〉Binswanger L: Traum und Existenz. In: Ausgewählte Vorträge und Aufsätze I, Bern: Francke Verlag, 1947（荻野恒一訳：夢と実存. 現象学的人間学, みすず書房, 1967）
〈14〉宮本, 1992
〈15〉神庭重信, 木下德久, 中村 中：Rapid cycler: 抗うつ薬療法の弊害的側面としての考察. 精神科治療学 1991; 6: 149-158
〈16〉狭間秀文, 佐藤佳夫：Rapid cycler の治療. 精神科治療学 1992; 7: 3-13
〈17〉岸本 朗：頻発性気分障害（rapid cycler）の治療. 臨床精神医学 1993; 22: 1117-1127

混

5の章 躁とうつの混合

～天高く心沈み、死ぬほどに歓呼す

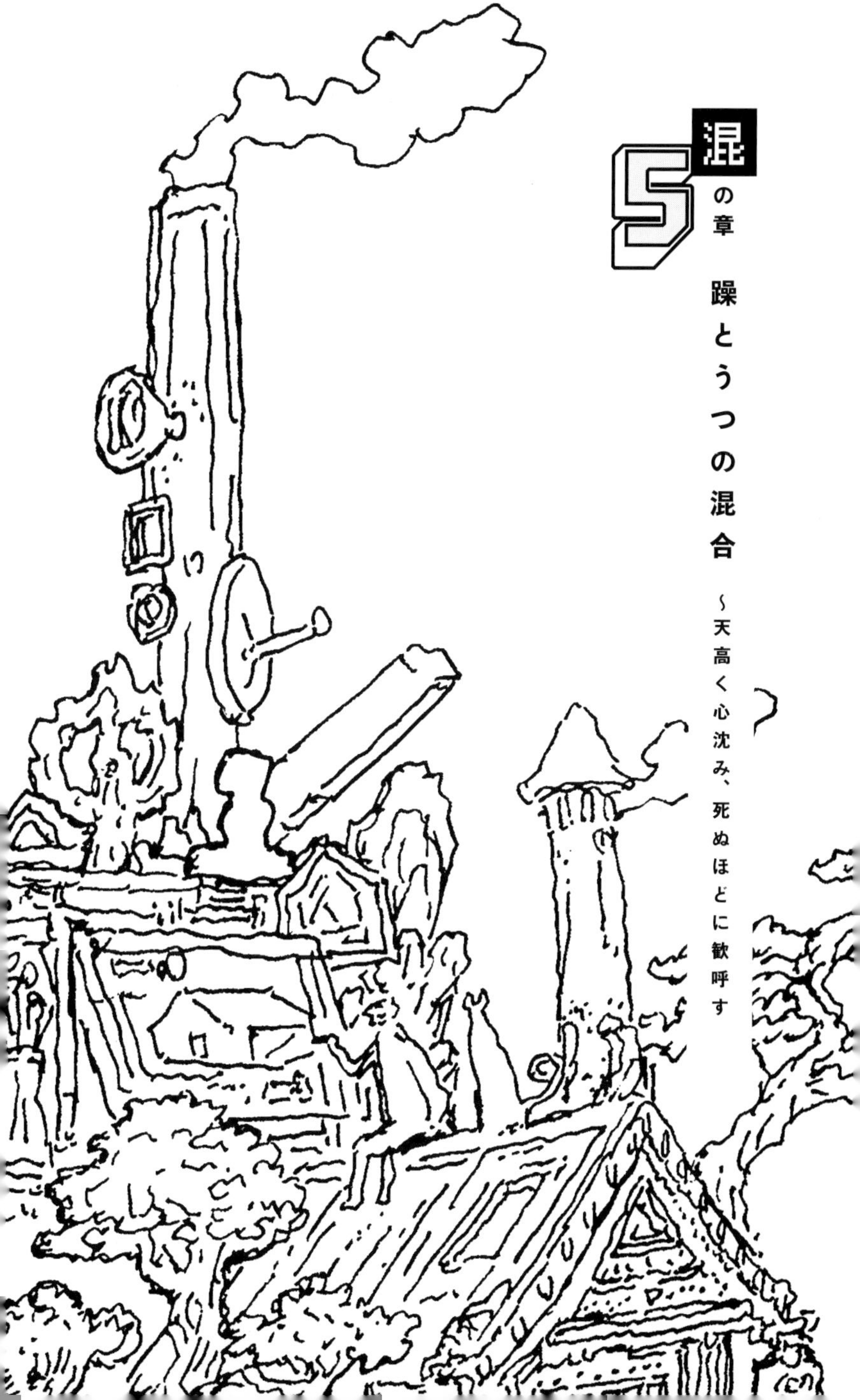

1 天高く歓呼し、死ぬほどに心沈む

ある双極症の医師の話である。

躁状態になった。頭が回って、いろいろと新しい治療法を思いつくようになった。おそらくとんでもない治療法ではなく、それなりに理のあるものではあったのだろうと思うが、矢継ぎ早に繰り出してくるので周りは困る。家族に連絡が行く。そして家族に連れられて、いやいや当院を受診したが、その日はたまたまわたしが当番であった。

さあ、気分は爽快で、意気軒昂だ。こっちもテンションを高める。診療科は違えど同じ医師同士ということもあって、なんとなく意気投合感を醸し出しつつ、入院が必要だということを説明するが、受け付けない。だって絶好調なんだもん。入院なんてとんでもない。このまま放っておくと、新しい治療法で何をしでかすかわからないので、あの手この手で説得を試み、なんとか、薬は飲むが、入院は勘弁してくれ、通院はするからというところまで譲歩させた。こういう場合、薬は飲むと言っても、自宅に帰ると飲みゃしないことは経験的にわかってはいるのだが、致し方がない。次の何らかのチャンスを狙うしかない。予約をとって、診察室から解放した。

彼はそれから病院地下の売店スペースに向かった。そこである男性とすれ違ったところたまたま肩が当たってしまったらしい。それがどんな男性だったかはわからないのだが、彼にはヤクザに見えたのだ。大慌てで土下座して謝ったのが騒ぎとなり、警備員が呼ばれ、こちらにも連絡が来る。想定外に早く訪れた「次のチャンス」に、若手医師を連れて現場に赴き、「よっしゃー、それー、病棟に行くぞー」と勝手に盛り上がると、それになんとなく乗ってきてしまうのが、同調性を根幹とする躁うつ病の人の特徴なのだ。そのままわりとスムーズに入院とあいなった。

このエピソードは躁状態というものの性質をよく示している。イライラが激しく不機嫌な躁状態もあるが、彼の場合は気分は爽快で高揚し、次々と新しいアイディアが湧き、まさに飛ぶがごとき状態であったと思う。それは入院の説得をしつつこちらにもひしひしと伝わってきた。それなのにその飛翔は常に墜落の不安と隣り合わせなのだ。高く高く飛びながらどこかで墜落の恐怖から逃れることができない。ちょっとでも気を抜くと墜落しそうなので、ますます高く飛ぶ。高く飛べば飛ぶほど墜落の恐怖はより強くなる。躁状態というのは、恐怖から逃れる高い飛翔のようなものだ。

だから通りすがりの人に肩が触れただけで、その不安は一気に現実化する。こうしたことは正常心理でも粋がっているときなどには生ずることでもあるが、真に気力が充実して高揚しているならば、些細な不祥事に対して十分冷静に対処できるはずである。もちろんここで墜落したからといってすぐに抑うつ状態になってしまうわけではなく、この患者の入院後は抗躁治療を行っている。

うつですか、あー、そうですか

他方、うつ状態においても同様の様態が対照的に生じている。うつ病では意欲の低下が起こると、極端な病態ではうつ病性昏迷となりほとんど反応しなくなるが、そこまでいかなくても、なかなか動けず、返事も緩慢という、精神運動制止の状態はまれならずみられる。

あるうつ病患者は入院するやベッドに横たわるも、ベッド上に直立不動のような姿勢であり、話しかけてもスムーズな返答ができないながらも、内的な焦燥が強い様子が伺える。ときにベッドを離れることができても病室の入り口で屹立し、姿勢は横から縦になっただけという様子である。つまり外見的には精神運動制止の状態だが、精神内面は非常に焦って動こう動こうとしているのだが、体は動かないという印象なのである。
『新世紀エヴァンゲリオン』で命令に逆らったシンジくんが外部からエヴァの電源を切られて、「動け、動け」と必死で操縦桿をガチャガチャさせている感じ。いや、違うかな。何をどう焦っているのか詳しい陳述が聞ける状態ではなかったが、推測するならば、早く仕事に戻らねば、遅れを取り戻さねば、などと焦燥に駆られていたものと思われる。

宮本〈A〉の紹介する同様の状態の患者の言葉を引用してみよう。「気持ちが落ち込むと、少しでも上に這い上がろうと焦ります。それで余計に疲れてしまいます」[1]。地に落ちながらも常に飛び立とう飛び立とうと焦っているのである。

ついでに宮本の紹介する躁状態の患者は「こういう風に喋り続けていたくはないのですが、止めると、暗い谷底に落ちる気がして。……だから少しも楽しくありません」[1]とこんな具合。ガミー〈B〉も似たような陳述を記載している。「私はうつを防ぐために自分を躁にしているのだと思うことが時々あります。私は何があっても喜ぶようにし、次から次へとたくさんのことをして眠らないようにします。そうしないとうつになりそうだからです」[2]

ガミーは躁的防衛を思わせる陳述としてこれを挙げ、かつ、うつから躁が生み出さ

〈A〉宮本教授の病棟カンファレンスを思い出す。教授「それであなたはいま躁なんですか、うつなんですか?」患者「そうです」教授「どっちですか?」一同「(笑)」

〈B〉ナシア・ガミー(1966-)、イラン系アメリカ人の精神科医。アキスカルなどとともに双極症概念の刷新に貢献した。

れることはないと、それを否定する文脈で引用しているのだが、躁が墜落の不安と隣り合わせの飛翔であることを示す好例である。ガミーはうつの延長に躁があるのを知らないようだ。

しかし類似のことは正常心理でもあり得るのだ。さあ、気持ちだけでも年齢を、ん歳ばかし若くして、うら若き乙女のおののきを心に描いてみよ。ゲーテの戯曲『エグモント』で、エグモントの帰りを待つクレールヒェンの歌は、ベートーヴェン、シューベルト、リストそのほかが曲を付けているが、こんなのだ。「喜びでいっぱい／そして悲しみでいっぱい／思いでいっぱいなのです／あこがれ／そして不安になる／絶え間ない痛みの中で／天高く歓呼し／死ぬほどに心沈む／幸いなるはただ／恋する魂だけなのです」[3]「天高く歓呼し／死ぬほどに心沈む」とはまるで「絶頂」としての躁と「深淵」としてのうつではないか。しかも、それが30秒ずつ生じては交代するというわけではない。喜びも悲しみも同時にいっぱいなのだ。ちなみにゲーテは躁うつ病だったといわれて[4]いる。

森山は躁とうつの二律背反と述べるが、二律背反とは躁でなければうつ、うつでなければ躁ということである。確かに病気の状態像としての躁とうつを考えるなら、二律背反の末にどちらかに振れたものととらえられるが、実はそのなかでも、躁とうつは同居しているのだ。本章では、躁とうつは常に躁うつ混合状態なのだという、宮本による混合状態論[1]を紹介する。

2 混合状態の検討と評価

クレペリン[5]が統合失調症と躁うつ病の二分法〈c〉を確立したとき、躁とうつは緊密にまとめあげられたひとつの疾患として、対称的な関係に置かれていた。しかし両者が「美観をそこねる」非対称にあるということは既述した。DSM-5では「双極症と関連症群」と「抑うつ症群」という別のカテゴリーとなっており、その点では躁うつとうつが対照されている。[6] それでは躁とうつには関係がないのかといえば、なかんずく躁うつ混合状態は躁とうつとの密接な関係を示唆する。混合状態はクレペリン自身がその教科書第5版[5]の中で、「混合形態」という名称で記載したもので、今日のDSM-5では特定用語という扱いになっているが、その重要性を指摘する論者は継続

〈c〉古来「狂気」と呼ばれてきたものが、「精神病」と呼ばれるようになったが、その精神病をクレペリンは、早発性痴呆（現在の統合失調症）と躁うつ病（同じく双極症）に大きく二分したわけである。そしてこの考え方が、現在の疾病分類にも大きな影響を残している。この二分法に対峙するのが、統合失調症も躁うつ病も同じ病気の二つの現れ方とみる単一精神病論であり、前出の構造力動論のヤンツァーリクはこの系譜に連なる。なお、DSM-5-TRの翻訳では「精神病」は「精神症」に改められた。やれやれ。

して存在する。[7,13]

クレペリン[5]は「混合形態」について、躁うつ病の病態を思考障害、気分変調、意欲障害という3つの構成要素にわけ、思考と意欲はうつだが、気分は躁であるといった状態として記述している。要素心理学的な発想であって、いちいち拾えば2の3乗の場合があるわけだ。他方、シュナイダー[14]は「循環病性のうつ病と躁病は類型（Typen）としてではなく種類（Arten）として対立し合う」から、躁うつ混合状態などはなく、躁とうつとの急速な交代または変換に過ぎないと、混合状態の存在をあっさりと否定している。

宮本によれば、こうした考えは1910～20年代に発展した記述現象学派の構想がある。つまり不純な成分や例外的な症状、偶発的な要素はなるべく排除して、現象学的に等質な状態像を記述しようとした結果である。しかしながら、その記述現象学派のヤスパース[15]は「純粋躁病」と「純粋うつ病」を細かく記述しながらも、「詳しく調べれば調べるほど『混合状態』が多くなる」と音を上げている。

躁うつ病概念の疲弊

現象学的観点が精神医学に浸透するにつれ、クレペリンらの臨床的観察を基底として幅広く組み上げられていた躁うつ病の概念が、次第に「純化」されるとともに範囲を狭めてきたといえ、そこから除外された「不純」な成分はさまざまな非定型精神病〈D〉の設定にまわされていったように思われると宮本は述べている。たとえば、クライストやレオンハルトら、フランクフルト学派の類循環精神病[16]などがそうで、「不安恍惚精神病（Angst-Glücks-Psychose）」、「錯乱精神病（Verwirrtheitspsychose）」、「運動精神病（Motilitätspsychose）」は今日、非定型精神病に該当するものとされるが、そのいずれにも混合状態の関与が見出せる。

　こうした経過の中で混合状態への関心が徐々に薄れ、第二次世界大戦後、混合状態に注目する研究者はまれとなる。その後、ドイツやフランスなど一部でこの概念の復活の兆しはみられ、1977年のＩＣＤ－10や1980年のＤＳＭ－Ⅲなどの操作的診断基準のなかに混合状態が記載されることである種の復権を果たす。しかしそれは「躁病エピソードと大うつ病エピソード双方の十分な臨床像を持ち、両者は混在しているか、数日ごとに急速に交代する」[17]といういささか厳しい概念規定であった。

　ＤＳＭ－５においては、混合状態の特定用語を付加することになっているが、その規定は幾らか弱められている。つまり、躁病エピソードかうつ病エピソードのどちら

〈D〉クレペリンにより、二分された統合失調症と躁うつ病という定型の精神病からあぶれるものを非定型精神病と称した。英語圏の統合失調感情障害は、まさに統合失調症と躁うつ病の症状が両方とも認められる病態を取り上げようとしたが、日本の満田による非定型精神病は統合失調症と躁うつ病のほかにてんかんを加え、これら三者の中間の病態を考えた。ドイツ語圏の非定型精神病の類型化の試みのひとつが類循環精神病だが、これは文字通り、統合失調症のような病態が、循環病（躁うつ病）のように病相をくりかえす病態をとらえようとしたのである。

かの基準を完全に満たしつつ、うつ病ないし躁病の症状を3項目以上伴う[6]というものである。

宮本は「こんにちでは躁うつ病の範囲がかなり拡大している反面、その症候的内実が希薄になっている」と述べているが、こうした状況は30年たった現在においても変わらず、あるいはさらに進行していると言えよう。「こうした躁うつ病概念の疲弊を回復する方策の一つとして筆者はまさしく混合状態の復活を考えている」とし、「その混合状態はもっと恒常的な基盤の上に据えなければならない」と述べて、以下の考察を展開する。

3 躁うつ混合の臨床的諸相

クレペリンは混合状態において躁症状とうつ症状が混在する定常的な状態を念頭におきつつ、それが頻繁にみられるのはとりわけ病相の移行期だと述べるという矛盾を犯していることを宮本は指摘し、病相の交代とは直接関係しない平均的なうつ状態から混合状態の要素を取り出すことを試みる。まず、彼は以下のように、平均的なうつ状態の中に、微細な躁うつの気分変動、微細な躁的な症状の混入、観念における躁的なものとうつ的なものの融合がみられ、平均的なうつ状態があらかじめ混合状態と解釈できることを指摘する。

気分の不断の上下的変動と動揺

うつ病（または躁病）の抑うつ気分はそれ自体一つの大きな変動であるが、この変動は決してなだらかな曲線の形で経過するのではなく、さらに多少とも微細な変動ないし動揺に絶えず見舞われている。そのような状態をよく表したものとして、宮本はクレイネス[18]の作成になるうつ病相の模式図を引用する（図、次頁）。このような微細な変動として臨床場面でよく知られているのは日内変動であり、ドイツ語圏や日本では内因性気分変調の重要な指標と目されてきた[19]ものであるが、DSM－5でもメランコリアの特徴のひとつとして挙げられている。

テレンバッハ[20]も生命的事態のリズムの変動、すなわち「エンドン」的なものの独特な徴標として、日内変動とともに躁うつ混合状態に言及している。テレンバッハの「エンドン」、すなわち内因概念は難解であり、簡単にまとめると彼の意図から外れて

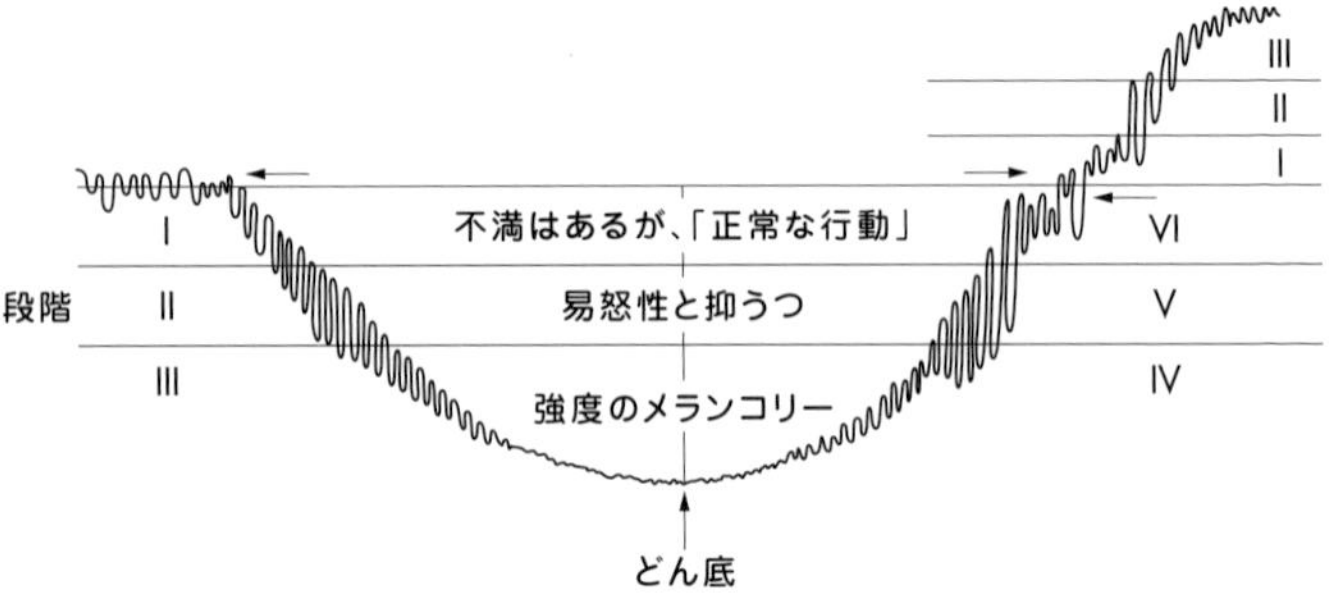

しまいそうだが、エンドンとは「成熟に伴って自己形成を続け、遺伝的に継承されるところの、資質や性向、子孫に受け継がれる類似性、類型的な表出様式や態度、体格の類型、知能の程度や特性、基本的な気分の性質」などと関わっており、その人物の特徴を担いつつも、自我以前にあるものである[20]。

日内変動が顕著になって病像の前面に出るようになったら、周日性の頻発性双極症と診断されるであろうことからしても、日内変動と躁うつの変動の間には明らかな連続性があると考えられる。

不穏・焦燥・興奮の混入

気分変調の絶え間ない動揺と関連して起こるのは意欲や欲動面での不穏や焦燥や苛立ち、興奮などで、抑うつ性の気分とからまって独特の形で現れる。気分は

に歓呼す

沈鬱だが、イライラして部屋の中をうろうろ歩き回ったり、悲観的な内容を多弁に喋り続ける高齢のうつ病患者は「焦燥うつ病」として記載されてきたものである。「純粋うつ病」ならば、生命力はすべて下降して動きも滞るはずだから、ここには未分化ながら、上昇性の、つまり躁性の成分も同時にみてとれる。躁的な成分がひとつのまとまった行動として突出するような状態は、かつて「激越発作（raptus melancholicus）」と呼ばれたものである。うつ病の患者が、突然行方不明となり、その間、死に場所を求めて彷徨うといったものであるが、自殺や犯罪などもしばしば混合状態の中で引き起こされる。

宮本が述べていることではないが、DSM－5の抑うつ症群には、重篤気分調節症（disruptive mood dysregulation disorder）という小児科領域から提唱された概念が筆頭に記載されている。これは年齢不相応に癇癪を爆発させるといった状態で、経過研究で成人期になると双極症よりもむしろうつ病に移行するということから抑うつ症群に編入された。小児期のうつ病は病像が未分化で焦燥や不機嫌が目立つことが多いと従来言われてきたが、重篤気分調節症をその文脈でとらえると、高齢の焦燥うつ病に対応する小児期の病態として、宮本の議論によく当てはまる。

観念における微小と誇大の融合

一般に、うつ病の妄想、いわゆる三大妄想は微小妄想と総称される。罪業妄想では過去の微小過失に端を発し、心気妄想では健康上の些細な不調が、また貧困妄想では財産上のわずかな出費などがそれぞれ出発点になる。この限りでは「微小」なのだが、それ以降の展開においては、自分は世界一の犯罪者であるとか、まれにみる奇病にかかったとか、一族郎党みな破滅してしまうなどといったように誇大妄想とみなしてもおかしくない様相を帯びる。

テレンバッハは「罪責誇大妄想」(Schuld-Größenwahn)という、その後、特に普及することのなかった用語を打ち出して、これをメランコリー親和型の特徴的な秩序指向性から説明しようとする。「この些事の評価に際しての並はずれた極端さがメランコリー者の誇大的罪責構想を準備するのに一役買っている」[20]。このような妄想観念における微小と誇大の融合について阿部は「負の誇大性」という術語をあてている[21]。

4 躁うつ病の基本的病像としての混合状態

こうした例を挙げたうえで宮本は、混合状態は躁うつ病にとって決して偶発的もしくは付随的な病像ではなく、それどころか中核的な病像を形成しているのではないかという考えが浮かびあがってきても不合理ではないとする。クレペリンは混合状態がきわめて頻繁と述べ、ヤスパースは調べれば調べるほど多くなると書いたが、混合状態を躁うつ病の中核的な病像とみなそうとするのは、そうした頻度の問題ではない。混合状態そのものが感情ないし気分のもっとも根源的な母胎に由来し、それゆえ内因性の徴標を一貫して担っているというのが宮本の主張である。

ここで宮本が念頭においているのは、かつてドイツの哲学者マックス・シェラーが分析した感情の層構造のうち、もっとも深い層を構成する生気的感情（Vitalgefühl）であり、これについてはすでに1920年代にシュナイダーが躁うつ病と関連づけて詳しく紹介している。[22] 空腹だとか怠いとか身体全般にわたる感情を生気的感情と呼び、特定の器官に限局されたもの、指先が痛いとかを感覚的感情（sinnliches Gefühl）と呼ぶ。これらはいずれも身体に直結した身体感情である。

その上層に、いわゆる心理的な感情、ケンカして怒っているとか、別れが悲しいといった水準の感情があって、これを心的感情（seelisches Gefühl）と呼び、さらに高次の感情を霊的感情（geistiges Gefühl）とするが、これは宗教的な感情や、情性欠如というときの情性に当たるものである。

心因性の抑うつ状態が心的感情を舞台にし、それゆえ最初から明確な憂鬱感として完成しているのに対して、内因性のうつ状態は上述の生気的感情に胚胎し、それゆえ身体全体に浸透するとはいえ、感情としては明細度が低く、どんよりとして曖昧な身体感情に留まっている。「今日は何となくからだがだるく億劫」、「何となく気が重い」あるいは「体に力が入らない」といったもので、感情としてははっきりしたものにはなっていないが、生きている感覚そのものと密接に関わっており、そこに兆すわずかな障害が人間の日常的な存在を根底から脅かすものとなりかねない。

実際、わたしには印象的な体験がある。同級生で一緒に大学病院で同僚として勤めたこともある友人がうつ病になって、結局、自殺してしまったのだ。友人という立場だったから、治療に関与してはいなかったが、彼が内科のベッドを借りて入院していたときのことだ。だいぶ回復しての院内散歩中にばったり出会って少し話をした。そのとき彼は病状を「全身の力が抜けた感じ」と表現していた。面と向かってその台詞を聞いたとき、わたしは彼の体感の片鱗を自らの体感として感じたように思った。内因性うつ病における感情の障害とは生気的感情の障害であって、うれしいとか悲しいとかいった心的感情の下層の身体に結びついた感情の障害なのである。

うつ病でも躁病でもその最初期に認められるのは、まさにそういう漠然とした違和感のようなものであって、その限りではうつとも躁とも明確化できず、うつと躁との「混合」とか「混和」としかいえない。そして、この混合した生気的感情は、やがて成立するうつ状態や躁状態においても、その基底を一貫して構成している。ここで宮本は音楽をアナロジーに持ち出し、混合状態が一種のバッソ・コンティヌオ（通奏低音）のような形で鳴り響いていると述べる。壮大なフーガの大伽藍を築くバロック音楽において、低音部でこの通奏低音が同じ和声を繰り返しているさまを思い浮かべると宮本の言いたいことがよくイメージされるだろう。

5 宮本の構想の現代的意義

躁とうつの関係がどうあれ、宮本が意図したことは躁とうつの混合を躁うつ病の基本に据えようということである。いわゆる単極性うつ病の症例も長期の経過を追うと躁病相を示すことなどがあり、どだい双極性と単極性の峻別ははなはだ困難であると宮本は述べている。つまり単極性であっても内因性の病態である以上は、感情の混合は潜在的にせよ、存在するはずであり、「単極性」の躁病やうつ病は潜在的には「双極性」とみなしていいだろうということで、これは内海のいう一元論にあたる。[23]

ＤＳＭ－Ⅲ以降、遺伝的集積性などを根拠にうつ病（大うつ病性障害）と双極症は別の臨床単位に分離されたものの、躁病については、すべての形態が「双極症」に組み入れられており、この限りでは宮本の主張と幾らかの共通点がある。だが、ＤＳＭ－５においては、それまで曲がりなりにも、感情障害や気分障害の名称でまとめられていた双極症とうつ病は別のカテゴリーに分けられてしまった。もはやＤＳＭにはうつ病に双極性の要素がある、つまり潜在的であれ混合状態であるという宮本の構想と相容れるところはない。

しかし、双極症であれうつ病であれ、感情や気分を扱う以上は人間的な事実と関わらざるを得ない。宮本のいう「感情ないし気分のもっとも根源的な母胎」という概念はいかにも抽象的に思えるが、躁やうつなど分化した状態からみれば「混合」としかいえないものは、その発生に遡れば、躁やうつになりうるが、でも未だ躁でもうつでもない、そしてまだ感情とすらいえないような身体的な感覚に根ざした何かである。それをわれわれは直感的に知っているのではないだろうか。つまり「もっとも根源的」とまではいかないとしても、各国の文化の中にそうしたものは認められると思うのだ。

ドイツ・ロマン派の芸術理論の基本概念として挙げられた「フモール（Humor）」は、滑稽とまじめ、喜劇的なものと崇高、笑うべきものとそれへの愛惜の感傷とが入り混じった感情とされる。ポーランド語の「ジャル（Żal）」はショパンが自身の音楽に込められた感情を指してよく使った、他国語には訳しがたい言葉であり、「哀愁」「郷愁」「諦観」「葛藤」「激情」「憤怒」など複雑な感情を含んだ言葉である。

朝鮮文化の「ハン（恨）」は、恨み、無念さ、悲哀、無常観、妬み、悲惨な境遇からの解放願望など、さまざまな感情をあらわす。あるいは日本語の古語の「あはれ」はしみじみした趣き、寂しさ、悲しさ、愛情、情けなどを表す。こうした言葉は確かに簡単には他国語に翻訳はできないが、いずれの民族ももっているであろう「感情の母胎」に近い感情を示しており、たぶんに混合状態的といっていいのではないだろうか。

　このような見通しから、わたしは宮本の述べるバッソ・コンティヌオ〈E〉としての混合状態とは未分化な感情ではないかと考えている。もっとも宮本は「未分化」とは述べていない。上述のテレンバッハの「罪責誇大妄想」が「躁性の要素の混入した複合的な気分状態を母体として発生する」とか、何度か引用したように、混合状態は「感情ないし気分のもっとも根源的な母胎に由来」する、あるいは生命感情に胚胎するうつ状態は「感情としては明細度が低く、どんよりとして曖昧な身体感情にとどまっている」などと記しているだけである。が、まさに述べていることは未分化な感情ということではないだろうか。発達途上の小児と退行期の高齢者のうつ病で混合状態的な病像をとるのも未分化な病像とみれば整合的である。

　そして、各国語でみられる上述の未分化な感情から、明確に定義できるような、すなわち他国語に翻訳可能な感情が分化してくるのであろう。また明確に分化していない以上は未分化な感情ほど強度が高いことが推察される。病的な感情も強度の高い感情から生じてくるのは理にかなっているだろう。うつ病の障害は最下層の生気的感情に生じ、「上昇」と「落下」の相剋は明確な心理的レベルではなく、もっと根源的な

〈E〉珍しく宮本は音楽用語を用いているのだが、これは通奏低音と訳される。バロック音楽の伴奏の低音部、チェンバロとヴィオラ・ダ・ガンバで弾かれることが多い。楽譜には低音の旋律が書かれており、そこに適宜和声をつけて演奏するというものである。「常に底流としてあるもの」程度の意味で比喩として使われる場合は、音楽的見地からは誤用であるとされ、ここでも誤用といえば誤用である。ただ、上声部としての躁うつ症状の基底でそれを支える和声としての未分化な感情が蠢いているという意味では、よい比喩ではないだろうか。あやや、師・宮本を褒めるとは、こりゃまた不遜な。

実存のレベルで生じているということをみてきた。

本書では何度もこの宮本の考えを引きつつ、症例の解釈を試みている。宮本は「一見古めかしい感じのする混合という概念もこのように検討し直したあとでは、躁うつ病の今日的状況に寄与する力価を孕んでいるようにみえる」と述べている。発生段階にある躁うつ状態、つまり混合状態やさらに未分化な感情状態に着目するということは、その発生を抑えるということでの予防、そして発生以前に戻すという意味での治療に何か示唆を与えるのではないかとわたしは思っているのだ。

30年後の現在、精神医学界の趨勢は宮本の考えとは異なった方向に進んでいるようにみえるが、うつ病が軽症化したと言われる昨今、「重症状態よりも軽症状態でこそ気分の上下的変動などはかえって顕著になるし、ひいては混合現象も一層顕わになる」と彼が述べるように、混合状態は現在の状況に寄与する力価を孕んでいるだろう。

混合状態の音楽

ところで音楽は未分化な感情を表すことができるだろうか。然り。「喜び」とか「悲しみ」とか、言語のように明確に文節化されない音楽は常に感情的な曖昧さを孕み、未分化な様相を帯びる。

デンマークの作曲家ポール・ルーザス（1949〜）の交響曲第1番は《天高く歓呼し―死ぬほどに心沈む》と副題されている。先に引用したゲーテである。〈プレスト・ジュビランテ〉（喜ばしく、急速に）という発想記号のついた第1楽章の冒頭は、大音量の管弦楽の混沌とした音響だが、そこにバッハの《クリスマス・オラトリオ》の冒頭がほのかに聴こえてくる。このバッハも喜びの端的な表現だと思う。もっと見事なのはベルリオーズの劇的交響曲《ロミオとジュリエット》。薬による仮死状態のジュリエットを死んだと思い込み、絶望して自殺するロミオ。目覚めたジュリエットは傍にロミオがいるのを見て、いったんは激しい歓喜に襲われる。この部分のベルリオーズの爆発的な歓喜の表現は衝撃的なくらいだ。しかしロミオが絶命しているのを知ったジュリエットは一気に絶望に陥る。「天高く歓呼し―死ぬほどに心沈む」そのままであるが、このゲーテは乙女心を歌ったものであった。

乙女心なのだから、喜びと言ったって、別に躁状態なわけではない。躁の音楽がありうるのかわからないが、それに近いものとしては、デンマークの作曲家ルーズ・ランゴー（1893〜1952）の交響曲第11番《イクシオーン》が思い浮かぶ。ヴァーグナーに似た雄渾な旋律が、多少転調されたり、オーケストレーションが変わったりするが、ただただ繰り返される6分間。ひたすら高揚が続くが、内容は見事に空疎。まさに躁状態のようだ。

うつについては、古来、創造性はメランコリーに由来するという考えもあったせいか、音楽表現のなかにはよく出てくる。バッハがよく用いた、二度下がる音形は「嘆息の動機」と言われ、そこにメランコリックな感情が込められているとされる。バッハが本当に「嘆息」だと意識して書いたのかどうかは疑義があるようだが、後世にはそのようなものとして扱われた。小林秀雄が「疾走する悲しみ」と評したモーツァルトのト短調交響曲の有名な旋律はまさにこの二度下降によって構成されている（小林が「モオツァルトのかなしみは疾走する。涙は追いつけない」と書いたのはト短調の弦楽五重奏曲についてだが）。「悲しみ」で思いつくのはチャイコフスキーの交響曲第6番《悲愴》。冒頭の第1主題ではフレーズ毎に二度の下降で締めるのが印象的だし、他の楽章にも二度下降が仕掛けられている。あとはマーラーの第9交響曲の第1楽章第1主題、まさに嘆息のようにゆっくりとした二度下降が2回繰り返されて始まる。ユダヤ系の指揮者だと、この上の音をじゅうぶん溜めてから2度下に移るのだが、そうするとわたしは「元気が……出ないんです」のあの間を思い出す。

もっとも悲嘆、嘆息がすぐにうつ状態といえるわけではない。メランコリーの名が冠されているのは、またもやデンマークの作曲家だが、カール・ニルセンの交響曲第2番《四つの気質》の第3楽章〈アンダンテ・マリンコリア〉。これは四体液説に基づく4つの性格を描き分けた曲で、この楽章は憂鬱質の表現である。かつて、各々の調に特徴があるとされ、ハ短調がメランコリーを表す調であった。モーツァルトのハ短調のピアノ協奏曲（第24番）、実に憂鬱だ。ベートーヴェンのピアノ協奏曲第3番ハ短調も、《英雄交響曲》の第2楽章の葬送行進曲も、マーラーの交響曲第2番《復活》の第1楽章（もともとは《葬礼》というタイトルの独立曲だった）も、聴いていてともすると気が滅入ってくる。それでいてところどころ激しく感情が高ぶるようなところがあって、まさに「激越発作」のようである。ベートーヴェンのジャジャジャジャーン、第5交響曲の第1楽章もハ短調だが、焦燥に駆られたうつ状態のほうであろう。しかし、ニ短調で地獄に落ちるドン・ジョヴァンニは悲劇的だがうつではない。

先のルーザスの交響曲のプログラム・ノートに作曲者は次のように記している。「タイトルは2つの『解決』を示す。『天まで届くまで歓喜し――死に至るまで嘆く』（そして再び喜びに戻るかもしれない）。あるいは悲観的なアプローチを選び、希望がほの見えるだけでやめておくかもしれない、これが私の唯一の選択肢であると感じた」。希望がほの見える悲観で終わる、混合状態的だ。

〈1〉宮本, 1992
〈2〉Ghaemi N: A First-Rate Madness: Uncovering the links between leadership and mental illness. Penguin Press, 2011（山岸 洋, 村井俊哉訳：一流の狂気―心の病がリーダーを強くする. 日本評論社, 2016）［以下, Ghaemi, 2011］
〈3〉藤井宏行訳, http://www7b.biglobe.ne.jp/~lyricssongs/TEXT/S5467.htm
〈4〉越野好文：双極性障害の病跡学. 臨床精神医学 2006; 35: 1423-1426
〈5〉Kraepelin E: Psychiatrie: Ein Lehrbuch für Studirende und Aerzte, 5., vellständig umgearbeitete Aufl. Leipzig: Verlag von Johann Ambrosius Barth, 1896［以下, Kraepelin, 1896］
〈6〉DSM-5
〈7〉Cassidy F, Murry E, Forest K et al: Signs and symptoms of mania in pure and mixed episodes. J Affect Disord 1998; 50: 187-201.
〈8〉Marneros A: Origin and development of concepts of bipolar mixed states. J Affect Disord 2001; 67: 229-240
〈9〉Benazzi F: Depressive mixed state: testing different definitions. Psychiatry Clin Neurosci 2001; 55: 647-652
〈10〉Judd L, Schettler P, Akiskal H et al: Prevalence and clinical significance of subsyndromal manic symptoms, including irritability and psychomotor agitation, during bipolar major depressive episodes. J Affect Disord 2012; 138: 440-448.
〈11〉Vieta E, Valentí, M: Mixed states in DSM-5: implications for clinical care, education, and research. J Affect Disord 2013; 148: 28-36
〈12〉Perugi G, Quaranta G, Dell'Osso L: The significance of mixed states in depression and mania. Curr Psychiatry Rep 2014; 16: 486
〈13〉Verdolini N, Agius M, Quartesan R et al: Mixed states: A "new" nosographic entity. Psychiatria Danubina 2014; 26（Suppl. 1）: 103-111
〈14〉Schneider, 2007
〈15〉Jaspers, 1948
〈16〉Leonhard K: Aufteilung der endogenen Psychosen und ihre differenzierte Ätiologie. Berlin: Akademie-Verlag, 1957
〈17〉DSM-III
〈18〉Kraines SH: Mental Depression and Their Treatment. New York: Macmillan, 1957
〈19〉Ebert D: Psychopathologie und Verlauf leichter affektiver Psychosen. Fundamenta Psychiatrica 1990; 4: 119-123［以下, Ebert, 1990］
〈20〉Tellenbach, 1983
〈21〉阿部, 2011
〈22〉Schneider K. Die Schichtung des emotionalen Lebens und der Aufbau der Depressionszustände. Zeitschrift für die gesamte Neurologie und Psychiatrie 1921; 59: 281-286.
〈23〉内海, 2006

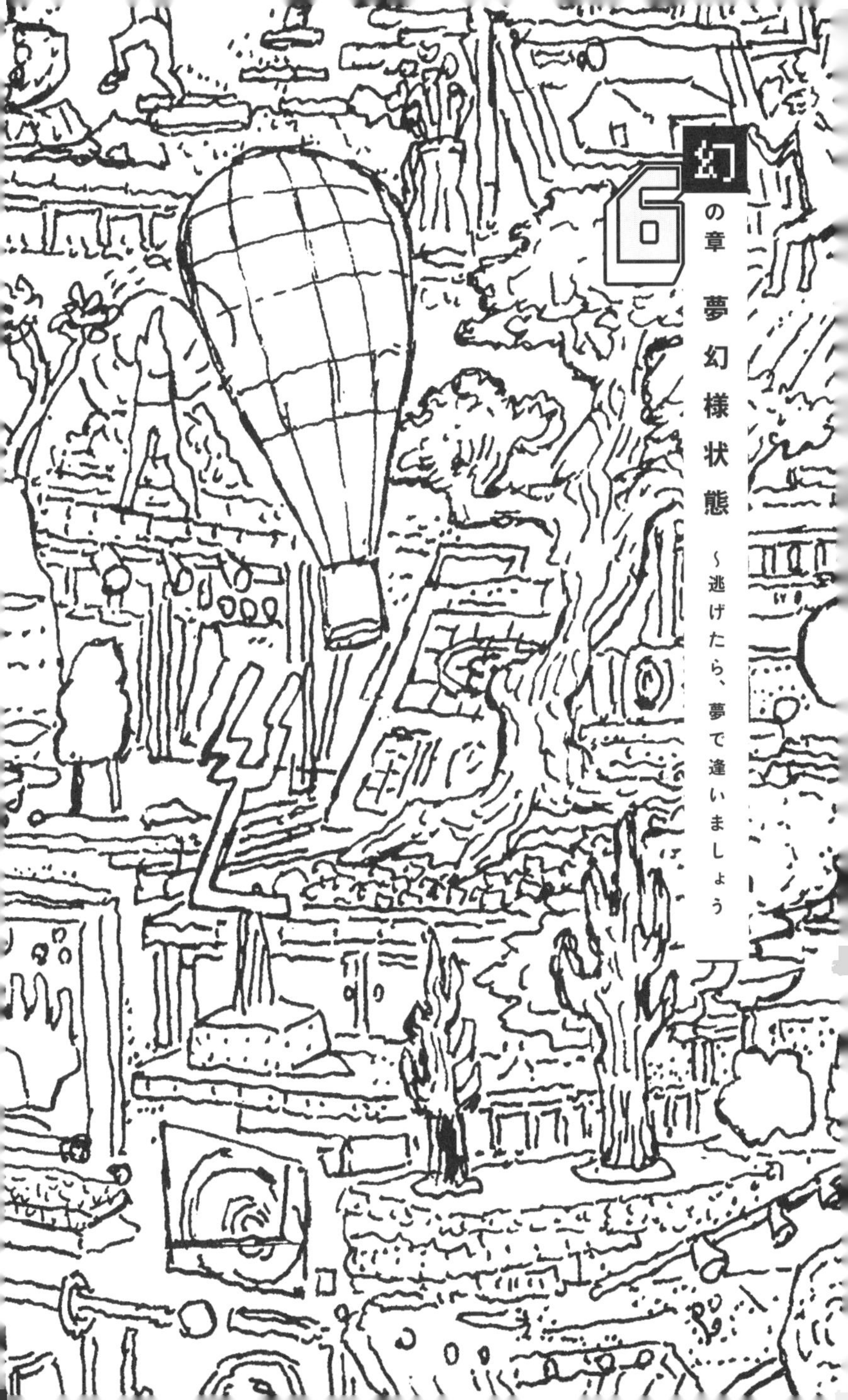

幻6の章　夢幻様状態

～逃げたら、夢で逢いましょう

1 うつなきうつ

　前章の宮本忠雄先生の論文は晩年の業績のひとつである。宮本先生はわたしが自治医科大学の学生のときに教わった先生だが、若い頃に病んだ結核のせいで教授任期の最後のほうは慢性呼吸不全に陥って、入退院をくりかえしていた。

　自治医大の卒業生は県によって研修体制などが千差万別だが、わたしは出身県の長野県に戻る前に、卒後の臨床研修を自治医大で、当時はまだ一般的ではなかった多科ローテートで行い、半年間は精神科で世話になった。その際には残念なことに宮本先生はほとんど内科に入院していたけれども。さらに学生時代から教室には出入りしていたので、ある程度は自治医大の医局の雰囲気や研究の動向なども見聞きしていた。

　この混合状態論が医学雑誌に掲載された年にわたしはようやく本格的に精神科医として歩みはじめたところだった。2年の臨床研修が終わってからは長野県にもどり、数年は内科医として勤務したが、本格的に精神科医を目指して、信州大学の精神医学教室で後期研修を行うことにした、その年である。

　当時の信州大学の教授は吉松和哉先生である。出身大学とは別の教室に行くのは興味深いとは思っていたが、行ってみると予想以上に興味深かった。悪口は慎んだほうがいいが、もう時間が経っているので許していただこう。信州大学精神医学教室は荒んでいたのである（同教室の名誉のために言っておくが、今はもうそんなことはない）。要は大学紛争時代のゴタゴタをまだ引きずっていて、「お前は何派だ」などと研修医が詰問されるような雰囲気だったのだ。わたしは蚊帳の外の「宮本派」だったから、煙たがられこそすれ、そういう抗争に巻き込まれることはなかったが、周囲の研修医はちょっと可哀想だった。

信州大学の教養課程にはラカンの『エクリ』の翻訳者のひとりである文学者がいたので、信州大学出身の研修医は教養のゼミに参加していたりして結構ラカンの本を持っているのだが、医局研究室に並べておくと一部の先輩医師からクソミソに言われるので自宅に隠していた。当然、部外者のようなわたしはこれみよがしにラカンを並べていたが。

そんな魑魅魍魎の跋扈する教室をまとめようとして瘴気に当てられたのか、わたしの1年間の後期研修の中途で吉松先生は体調を崩して休みに入ってしまった。宮本先生といい、俺が研修に行くと教授の具合が悪くなる。

精神科カルト

そうしたうるさ方の急先鋒が、独特の統合失調症の精神療法を標榜するグループであった。一般に精神療法のグループは独特の用語を使ったり、内輪に入らないとわからない論理があったりで、外部からみるとカルトっぽくなりやすい嫌いはあるのだが、平均以上にクセがあった。彼らの治療についても一家言どころか言いたいことは多々あるのだが、それでは脱線するので抑えておくとして、診断も興味深かった。端的に言って、幻覚や妄想があれば、即、統合失調症と診断するのである。自治医大では「その幻聴はヒステリー性のものじゃないかな」とか「この被害妄想はうつ病性のものでしょう」などといった議論が展開しそうなところで「妄想があるから統合失調症」で終わってしまう。まあ、操作的診断基準以上に思考停止している。

当時思ったのは、これはまさに悪口なのだが、彼らは統合失調症の治療法は持っている（と思っている）が、うつ病の治療戦略はないので、何でもかんでも統合失調症にしてしまうのではないか。その辺はどうあれ、統合失調症の範囲が広いのである。対してわたしが教育を受けた自治医大式はうつ病の範囲が広いのだ。

彼らの乱暴な意見に抗して、これはうつ病だということを証明したくて、彼らが統合失調症と診断しそうな、つまりうつ病妄想として非典型的な妄想を呈する症例などを頑張って抗うつ薬のみで治療した。うつ病ならそれで効くはずだもの。で、だいたいそれはうまくいった。ただし、使う薬は今はもう流行らないクロミプラミンが多かった。

おかげで一見してうつには見えないうつ病に対してかなり敏感となった。抑うつのみられがたいうつ病については、従来、微笑みうつ病（スマイリング・デプレッション）や仮面うつ病という概念があった。微笑みうつ病は周囲のことを慮って、暗い顔を見せないために表情を作ってしまい、うつ状態が気づかれにくい。他方、仮面うつ病は身体症状が際立って、抑うつの方が目立たないうつ病をいう。いずれも臨床医がうつ病であることを気づかなければならない病態なのであるが、さらに明らかなうつがないのにうつ病と看做されなければならない症例というのもある。

一見、うつ症状がみられないうつ病

うつなきうつには従来、代理症ないし代理症状という術語が充てられた。うつ症状が表出される代わりに他の症状——身体愁訴[1]、消化性潰瘍[2]、病的嫉妬[3]や自己臭[4]など——が代理して前景に立つという現象をいう。この術語が最近廃れたのは、操作的診断基準の浸透によるものだろう。操作的には明らかに抑うつ症状がなければうつ病とは診断しえず、代理症などという概念の入り込む余地はないからである。もちろん何をもってして、うつなきうつをうつと診断できるのか、十分な客観性にまでは到達困難であろう。しかしある症状を代理症とみて背後の精神病理を見通す試みの臨床的意義は、内海[5]の言葉を借りるなら、「病理の探究を通して、病者を受け止める力を涵養すること」であり、「治療者を、病理をコンテインする器にたとえるなら、精神病理学とは、まさにそれを知によって陶冶するプラクシスに他ならない」。

たとえば、上田ら[6]はうつ病に伴うセネストパチー〈A〉として長く診られていた症例に躁状態が認められて炭酸リチウムを投与したところセネストパチーが消失した経験を報告し、セネストパチーが躁的要素ないし混合状態に関わっていたとしている。もしこれらの症例のセネストパチーが躁状態ないし混合状態の代理症と見通すことができたなら、もっと早く治療できたことになる。このように臨床には、操作的診断のような表層だけでは不十分なことが多々ある。

うつ症状についていえば、表面的にはうつはなくともそう疑ってよく問診

〈A〉体感（セネステジー）とは普段は意識されない体の感覚のことで、これが障害され意識に登るようになったのがセネストパチーである。体が暑いとか捻れるとか、口の中が溶けているとか、千差万別な訴えがなされる。体の感覚の異常という点に着目すると、幻覚に含めて、体感幻覚と称する場合もある。統合失調症でみられることが多いが、この症状が単独でみられ、統合失調症とも躁うつ病とも割り切れないような症例は臨床単位としてのセネストパチーであり、体感症と訳される。

するとうつ病症状が認められることがある。それでもうつがはっきりみえないときは、患者の体験における罪責的な色合いや、症状の日内変動から代理されているうつ病の存在を類推することができる。

そこで、こんな症例はどうだろうか。

2「ボケた」母

近医よりの紹介で7月下旬、78歳の女性がわたしの勤務する僻地の病院に初診した。変なことを言うようになって、眠れなくなったといって長女に連れてこられたのである。着席し続けられないほど焦燥感が強く、当方の問いにはほとんど長女が答えたが、患者はしばしば「○○ちゃん。そんなこと話すと大変じゃないの」と娘の返答を制止し、いかにも背後に何か妄想がありげだった。

発端は4月、長男が多発性骨髄腫を発症して大学病院に入院となったことである。最悪の事態として、将来、頸椎脱臼から四肢麻痺となる可能性がある旨の説明を主治医から受けた。必ずなるわけではない、最悪の事態の可能性の説明である。本例はだいぶ以前の症例ではあるが、いまやシェアド・ディシジョン・メイキングの時代、情報開示のコンセプトは広がっても、どう伝えるかという技術論はいまも遅れている。「かもしれない」と聞いてどん底に落ちてしまう人たちがいるのだ。そのバッド・ニュースのあとから抑うつ気分・食欲不振・全身倦怠感があらわれた。長女も不安定となり一家の将来の不安を止めどなく患者にぶつけ続け、患者はひたすら受けとめていたが、7月下旬より焦燥感が強くなり「自分のせいで家がダメになる」「夫が死んでしまう」などと言うようになり、不眠も出現した。また朝より夕のほうが調子がいいという日内変動もみられた。

息子の重病を機にうつ病を発症し、破滅妄想を呈するようになったようである。うつ病の三大妄想として、心気、貧困、罪責妄想が知られるが、経済的破滅が起こるという貧困妄想に対して、経済に限局しなければ破滅妄想と称する。

付き添いの長女のほうも冷静とは言い難い。患者の前で「兄が病気になり、そのうえ母もボケてしまっては」などと語り、二人で不安を悪循環的に増幅している様子が伺えた。さて、一体どんな家庭なのか。

やり手のしっかり者が折れた

本人は山村の林業の家庭に8人同胞の第4子として生まれた。女学校を卒業後しばらく働いたのち22歳で結婚した。夫は86歳ながら現役の歯科医である。三男二女をもうけたが、長女は足の病気を患い現在も跛行がみられていた。育児には苦労したのであろう。長男は歯科技工士、長女は歯科医となり、双方とも独身で、この4人で歯科医院を経営している。患者は医院および一家の会計を管理し家事一般を切り盛りしていた。

性格は一本気・頑固でお節介。楽天的で社交的だが、争いごとは避けるほうであった。30年ほど前、長女が足の病気で手術となったとき抑うつ状態となり半月ほど精神科に入院したことがある。既往歴としてあとは10年来、高血圧症で近医にかかっていた程度。やり手でしっかりもののお婆様のようであるが、頑丈なればこそ、折れるときはポッキリいったという印象か。独身で足に障害を持つ長女とは密着した関係がこの年になっても続いているようであった。

この母子を分離する意味でも入院の適応と考えられたが、入院するともっとボケてしまうのが心配だといって長女が入院に反対した。やむを得ず、ミアンセリンを投与して外来通院とした。しかし、その後も、一日中そわそわしている、食事もとれないとのことで、連日長女より当科に電話がはいるため、いささか辟易としつつ入院を強く勧め続けたものの、不安に駆られるばかりで長女は何も決定できなかった。1週間後の8月上旬、さすがにその状態を見かねたのか三男も一緒に来院し、彼が意志決定を主導して入院となった。

入院後、患者は困惑状態で不安が強く「悲しい悲しい」とくりかえし、「できる娘だったのに、私のせいであんな風になってしまって……」などと断片的に自責的なことを語った。毎食「ご飯はいらないの、明日から止めてくださる?」などと言い、看護者に促されてやっと食べた。また、突然、姉が来ていると言い、窓から外を見て「あそこに姉が見える。ああ、悲しい。あんなことを言わにゃあよかった。どうか何もなきゃいいが……」と誰もいない戸外を指さすなど、幻視様の症状もみられた。行動は遅く、時刻や部屋がわからなくなったり、パンツで顔を拭いていたり、まとまらない行動があった。

ミアンセリンを継続し、第14病日には死を臭わすような発言がみられたためクロミプラミンの点滴を7日間併用したが、点滴を施行する度に「お金がかかるからやめてください」と言っていた。また、そうした訴え方には大袈裟な印象が強く感じられた。入院1カ月をすぎると、気分は改善し困惑状態はなくなってきたが、病棟の入り口で実家がこの辺にあったはずだと探したり、言動はまとまりを欠いた。

ハッタリかましていたら、ポッキリだ

長女はたびたび面会に来院し、患者の妄想的な言説や行動のちぐはぐさを見て「ボケたボケた」と執拗にわたしに訴えていった。大袈裟でわざとらしい言動から、わたしはうつ病に伴う解離性の意識狭窄状態と考えたが、準同業者である歯科医の長女に認知症ではないと保証する根拠がなく、長女との間に強い葛藤が生じた。自分で不安を抱えられないのだなとわかっていても、当たられるほうは辛いものである。

しかし敵は外部だけではなかった。看護師もこの患者を認知症ではないかと感じ、わたしにそう言ってくるベテランもいた。本例は僻地の病院の精神科で一人医長をしていたときの症例である。当時わたしは30歳くらいで、看護師はみな年上だった。

最近、個人情報保護が喧しくなって、症例報告のとき、患者はA、B……などと呼び、仮名もいけないという指針が出ている。だが、人をAとか呼ぶのはどうなのか、

仮名であっても、人間らしい名前で呼びたいという気持ちになりませんか。あれから30年。もうよかろう。ちづ子さんと呼ぼう。ちづ子さんはボケたような言動をくりかえしていたが、どこか凛としたところは失わなかった。

ちづ子さんが認知症ではないかという看護師に対して「いや、うつです」と言い張るのはなかなか大変だった。相手は自分よりも臨床経験が長い年上の看護師たちであるし、認知症ではないという100パーセントの確信はないからである。しかし医者が治療方針に関して揺らぐと医療チーム全体が揺らぐ。ここでわたしは学んだ。医者に必要なのは「嘘とハッタリ」である。

話はいささかそれるが、「嘘」のほうは、「真か偽か」ということにこだわる厳格な倫理意識に照らすと、「真とは言えない」とか「限りなく偽に近い」ことであっても、たとえば患者の不安を軽減するために言ったほうがいいことが少なからずあるということである。

「ハッタリ」は、だからチームリーダーに要請される技能である。そこでわたしはハッタリをかましつつ、ちづ子さんの回復を待ったわけである。やはり認知症だったらどうしようという薄氷を踏む思いで平静を装った。看護師に対しても、長女に対しても。

第50病日頃には、抑うつ的な態度や自責的な発言は消退したが、夫が父に、長女が姉になってしまうという、一世代ずれた人物誤認が生じてきた。また、同室の二人の患者も自分の姉妹だと主張した。しかも、それが強固な妄想というわけではなく、一連の話の中でも長女を姉さんと言ったり娘と言ったりし、時に応じて実際の人物関係と使い分けており、矛盾を指摘してもまったく無関心だった。抑うつ的な言動が目立たなくなるとともにちづ子さんは周囲に対して干渉的・攻撃的となった。

第57病日、夫と長女と面接し、担当医の見解を述べたところ、この日は長女も急に洞察をみせ、「こうなって自分もやっと一人立ちできた。今まで母と二人でべったりしすぎていた」と語った。

ところがそのすぐあとの第59病日、ちづ子さんは同室患者にしつこくお節介を焼いたために突き飛ばされ、左前腕骨を骨折してしまった。

3 カツ丼の味と夢幻様体験

運の悪いことに骨折当日、ひとりしかいない整形外科医は学会出張中だった。そこで隣の市の市立病院に治療を受けに行く手配をした。わたしが運転し、看護師がひとり同行した。車で40分くらいの行程だ。

同行した看護師はちょっとおっとりしたいい人で、僻地の病院勤務が長かったと思う。市立病院に降り立ち、その玄関に入ったところで彼女は圧倒された。建物の大きさに対してである。といっても400床くらいの病院だから、よくある市立病院の規模であって、特別なマンモス病院というわけではない。

「わたし、ここの看護婦さんに申し送りしなきゃならないの……」

もちろんおっとりしていても経験豊かな看護師だ。申し送りにまったく問題はなかったが、わたしはそこで学んだ。人も建物も中身じゃない、見た目が大事。建物が立派なだけで、高度でいい医療がなされているように思えてしまうのである。

さて、ギプスを巻いてもらって、帰途に着いたときである。ちづ子さんはこう言うのだ。「にいちゃん、ありがとな」そして看護師に向かって「カツ丼でも取ってやって」

この地方では、にいちゃん、ねえちゃんはだいたい二人称である。ここでカツ丼が出てきたのには虚をつかれたが、そういえばと懐かしい。カツ丼がご馳走で、それを出前で来客に取ってやるのがもてなしだった時期が確かにあった。まあ、わたしの子どもの頃である。刑事ドラマの取調室でカツ丼の出前が出てくるのも共通の文化だ。確かに病院帰りの車のなかで看護師に出前を指示するのは状況に見合わない言動ではあるのだが、世話になったらきちんとお返ししたいという、ちづ子さんの心意気をみた。

しかし、それこそまさにメランコリー親和型の人の対象関係の特徴なのである。内海は次のように説明している。

メランコリー親和型の人は、会社や家族などの「対象」に献身的に尽くす。それは見返りを求めてのことではないのだが、それによって良き部下として庇護されたり、良き母として慕われるという「反対給付」が得られる。「献身」と「反対給付」の循環によって彼らの人生は成り立っている。うつ病の発症はえてして「反対給付」が途絶えるときである。

骨折の治療に連れていった「にいちゃん」にはカツ丼という「反対給付」が与えられねばならない、それがちづ子さんの気位なのだ。世話焼きという尽力に対して、「反対給付」が得られなかった、まさにその日のことなのに。当時を思い返すと、あのときのカツ丼のうまさが蘇る。食ってねえけど、ちづ子さんの心意気は確かにいただいた。症例Aなんて呼べますか。

その後、攻撃性や他患への干渉は徐々に消退したが、人物誤認様の症状はかわらなかった。試験外泊を経て、少なくとも気分は改善しているため、家族の希望をいれて、第83病日退院とした。

すべてがつながっていてわたしは傍観者

2週間後の外来受診時には人物誤認様の症状はほぼ消失しており、4週間後には「ここ1~2週間で、病気の間のことを思い出してきて、先生に話した方がよさそうな気がして来ました」といって、患者は以下のように回想した。

「病気になったのは、長男の病気が治らないといわれ、食事とかどうして自分が気をつけてあげられなかったのだろうかと思いつめたことと、その他にいろいろ重なったからなんですよ」

諸々の問題を考えているうちに不眠となり、借金が雪だるま式に増えて追いかけられている気がしたという。

「それも追いかけられているのは、自分ではなくて娘のような気がして」それを「困ったなあと見ているだけ」

入院した頃は、借金があるからご飯を食べないでいようと思った。それから、実際に自宅付近に大きな道路の建設計画があったが、道ができて立ち退かされて、実家のある村に移ったような気がして探し回ったという。

「いま考えるとみんな何かにつながりがあるのね。すべてがつながっていてわたしは傍観者。娘と姉とを間違えたのは性格も似ていたし、両方とも歯科医なのでゴチャゴチャになったんでしょうね。とにかく登場人物は娘だけで自分はそれを見ているだけ。みんな夢だったみたいな気がします」

しかしこうした回想はこの日に限り、以後は「よく思い出せない」とのことであったのであえて回想を促しはしなかった。退院から約8カ月後の長男の死にも耐えた。

この一日限りの回想は大変興味深かった。入院中の断片的な言動がつながったのである。もちろん完全に一貫性のある物語ではなく、娘に降りかかる不幸を傍観しているといういささか脈絡のない夢の様な体験である。解離性の意識変容状態という診立ては見当はずれではなかったが、それ以上に夢の様な体験だったのだ。

統合失調症の妄想と夢の類似性が指摘されたりといったこともあるが、夢に似た病的体験としてまとまった形が提示されている臨床単位には、1924年にマイアー＝

グロスにより提唱された夢幻様体験形式（oneiroide Erlebnisform）[8,9]がある。中安[8]は、①家族や自己の災厄をテーマとする幻覚の物語的展開と精神運動興奮、②二重見当識の存在、③意識障害にも関わらず、病的体験の記憶が保持されている、という3点の特徴にまとめられるとする。

本例は精神運動興奮こそ伴わなかったものの、幻覚や錯覚などから娘にふりかかる災厄を情景的に体験し、人物誤認様の体験については二重見当識を有し、回復過程の一時期に謎解きのように病相期を回想した。この状態はおおむね夢幻様体験形式のカテゴリーに収まるだろう。そしてこの夢幻様状態は解離性の現象であったと思われ、うつとヒステリーの合併とみなすことができる。

4 うつ性の受け入れの困難

うつとヒステリーの合併を論ずるにあたって、まずうつ病妄想の発現や展開について論じた阿部〈B〉の論考[10]から入っていく。「うつ性（Depressivität）の受け入れ」という観点である。

〈B〉阿部隆明（1957－）、日本の精神病理学者。自治医科大学子どもの心の診療科教授を務めた。わたしの先輩筋であり、負の誇大性やうつ性の受け入れなどその理論道具は本書でも大いに利用させていただいている。

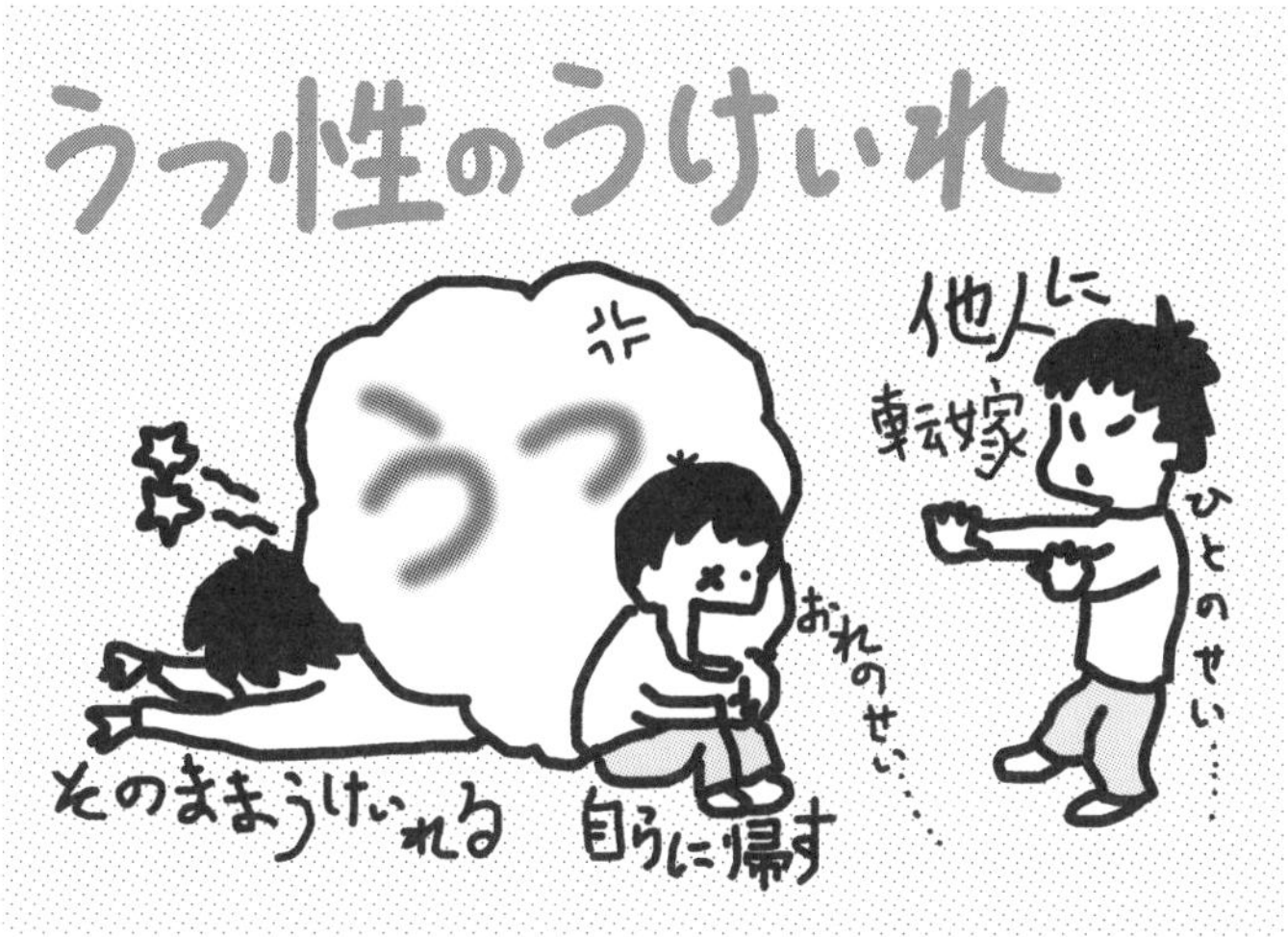
うつ性のうけいれ
うつ
そのままうけいれる
自らに帰す
おれのせい……
他人に転嫁
ひとのせい……

うつという状態が生じたとき、そのうつ性（「取り返しのつかない」という事態とほぼ同義と考えてよいだろう）とでもいうべきものの受け入れの様式に、①そのまま受け入れる、②うつ性の責任を自らに帰す、③他者にうつ性の責任を転ずる、の3通りが考えられる。

そして、①は身体症状主体のうつ病となり、②と③で「妄想型うつ病」となり、②は自責に由来する被害妄想や微小過失に基づく三大妄想、③では自責を伴わない心気・貧困・被害妄想を生じるとしている。①ではまさに「うつ性」の加重を全面的に引き受けるしかないが、②と③では妄想的加工を施すことでその加重を軽減していると考えられる（図）。

うつ性の受け入れパターンの違い

わたしが小学生の頃の話である。近所にクニ夫くんという1、2歳年下の子がいた。「クニ夫」は逆さから読むと「お肉」、すごいことを発見したと舞い上がったわたしが、「お肉お肉」とからかっていたら、クニ夫くんはキレる子でした。今から考えてみれば投球コントロールは抜群だった。気がついた時には、クニ夫くんが投げた石はわたしの顔に向かう軌道上にあり、すでに回避不能。眉の辺りから派手に出血しながらすごすご帰途につき、病院で縫合してもらう顛末となった。鎌鼬的に割れたせいか意外と痛みはなかったけれど「やっちまった」という不穏な気分で心のなかはいっぱいだった。これがうつ性。

①そのまま、がっくし力を落とし、寝込んでしまったら普通のうつ病。②年下の子いじめた僕がアホやった、生きている価値もない、おでこの傷も一生残る、クニ夫くんのおとんがコワい人で怒鳴り込んでくるに違いない、それも全部自分のせいや、ぶるぶる。とか考えているうちに、「やっちまった」という気分自体は軽くなる。③この傷、膿んで酷いことになってしまう、そうするとお金がかかってうちは貧乏になる、

クニ夫のやろう、昔から俺のこと恨んでやがったな、仕返してやる。こんな考えになっても「やっちまった」気分は軽くなる。こんな感じか。

もちろん自業自得なので報復しようなどとは滅相もない。というか、男の子なんて馬鹿なもので、おでこの傷跡はカッコいいと思っていた。想定より傷が小さくて残念なくらい。ホント馬鹿。ところが1年後、クニ夫くんは父親とキノコ採りに入った山で滑落して亡くなってしまったのだ。ここまで書くとこのネタ、本筋に回収不能になってしまうのだが、実話です。

うつ性の受け入れの回避

本症例は妄想的な言辞がみられ、部分的に②や③の様式でうつ性を受け入れようとはしているが、妄想的な加工でその加重を軽減しおおせることができず、夢幻様の状態に突入している。阿部によれば、病前性格で我執性のある患者はうつ性をそのまま受け入れることができず、何らかの事実的なものにその原因を求め、対他的配慮の勝った患者では②自己にその原因を帰し、より自己中心性の勝った患者では③他に転ずるという。

本例は生活者として非常に有能であり、自身そういう自負を持っていたと思われる。もっといえば、利他的であることにより自尊心を満足するような性格である。そしてその自負が打ち砕かれる状況に遭遇するわけである。

長男の病気がまさに自身を無能と断罪する出来事として体験され、うつ性が生じるが、当初は①そのまま受け入れていた。しかし自分自身のうつ性の上に長女のうつ性までが加重され、①そのまま受け入れる様式では受け入れきれず、②自らに帰す様式で免荷をはかるものの不十分で、ヒステリー性の意識変容状態に突入し長女ひとりを被害者にして自分自身は傍観者として逃避したといえる。

うつ性をそのまま受け入れるには我執性が強く、うつ性の原因を自己に帰すには自己中心的であったといえる。しかも、利他的であることにより自尊心を満足するようなあり方では、その自己中心性は対他的配慮を続けることを意味するが、その方向に徹することはもはや彼女にはできない。

つまり、うつ性の原因を他者に帰すにしては、彼女の関心は対人関係のなかで自己評価に向き過ぎていて、心気妄想や貧困妄想は中心的となり得ず、また被害妄想における他者から迫害される立場をとることは、利他的な自分、すなわち有能な自分を否定することになってしまう。そこで、彼女はどのような形であれうつ性を受け入れること、すなわち自身の無能性を認めることができず、ヒステリー的に回避を図ったといえる。

回避。確かにうつを受け入れることから逃げたのかもしれない。しかしカツ丼を振る舞おうとしたちづ子さんは逃走から戻ってきたのだ。そこから、もうしばらくはかかるのだが、回復への道が始まった。

5 「無知」としての躁とヒステリー

従来、うつ病と神経症の関係については、ヒステリー[11]のほかにも、不安[12]とも強迫[13,14]とも内的な関連があるといわれている。ヒステリーとの関連についていえば、歴史的にはヒステリーを躁うつ病と同じ内因性の原因から生ずると説明する考え、ヒステリー症状をうつの代理症とする考え、うつのような内因性因子と心理反応性因子であるヒステリーが相互に影響を及ぼすことに不思議はないという考えなどさまざまな見解がある。[1]

また、うつ病の微小念慮による無能力感から「〜できない」という、一見して依存的な言動を示す「偽ヒステリー性行動・体験様式」[15]はうつ病でヒステリー類似の現象が起こるというものである。しかし、ここでは混合状態を躁うつ病の中核的病像ととらえる宮本[16]の視点からうつとヒステリーの関係を論じよう。

前章でみたように、宮本は「混合状態そのものが感情ないし気分のもっとも根源的な母胎に由来し、それゆえ内因性の徴標を一貫して担っていると思われる」という見解を示している。[16]ここで上述のヒステリーをこのようなうつの中にみられる微小な躁のモメントとしてみてみたい。

つまり、躁のモメントがヒステリーという形相を借りて混合状態をなしたのがこの症例の夢幻様の状態だということである。そうするとかなり強い抑うつ気分がありながら、制止は強くないといった現象を理解しやすいのではないだろうか。

ヒステリーと強迫の違い

では、なぜ躁とヒステリーが結びつくのだろうか。矢崎[11]もヒステリー素質と躁性素質の結びつきやすさの指摘についてわずかに触れているが、その内容には立ち入っていない。鈴木[17]は、神経症が「表象と情動の分離」と「分離した情動の新たな表象との結合」という二分節性に生じ、前者が前景に出たのがヒステリーで、後者が前景に出たのが強迫だという仮説を示し、ヒステリーと強迫の違いは、不安との遠さ、近さということであるという。

たとえば、フロイトの有名なハンス少年[18]、馬が怖い少年ですね。彼は母を愛するあまり父に敵意を覚えます。とフロイトは考えるわけですが、でも父を憎むことには葛藤が生じます。そこで父という表象と憎悪という情動を分離します。さらに分離した憎悪は馬という新たな表象と結合し、ハンス少年は馬に結びつけた憎悪が跳ね返ってくること、つまり馬から報復される危機を覚えるわけです。そうして外出すると馬に噛まれるのではないかという強迫観念が生じます。後半が前景に出るから強迫になるわけですが、前半だけだと、父を激しく攻撃してそのことを覚えていないといったヒステリーの病像をとるだろうというのが鈴木の述べていることです。

ヒステリーにおいては「美しき無関心」といわれるように当人がその障害に無関心であることが特徴とされ、一方、強迫はその観念の不合理さに自覚的で不安が原因となっていることを本人が何らかの形で知っているのが特徴とされる。すなわち前者ではいわば「無知」を、後者ではある種の「自覚」をその定義の中に含んでいる。

そこでこのモデルを症例に適用してみると、うつ性は分離した情動にほぼ相当し、妄想形成はうつ性を自己や他者という表象に結びつけることであり、そのメカニズムは強迫にほぼ相当する。うつ性をそのまま受け入れる患者は無論、「妄想性うつ病」[10]の患者も妄想という形に変えてではあれ、うつの存在を「何らかの形で知っている」[17]。ところがここにヒステリー機制が関与したとき、患者はうつに対する「無知」を手にいれるといえる。

ここで、「（うつと躁の）両方の病相が同一の——正反対などでは決してなく——コンプレクスに支配されている」ものの「躁状態では患者はこのコンプレクスを無視して問題にしない」[13]、あるいは「それ（観念奔逸）は意識にとって苦痛な観念、たとえば不全感などを戯れながら追い払うことを可能にする」[13]（括弧内は引用者補足）という記載に示されるように、躁状態もうつ性に対して類似の「無知」を示すことに注意を喚起しよう。すなわちうつ性に対する態度の取り方、ここでいう「無知」ということにおいて躁とヒステリーは非常に近似しているといえる。このことが、うつの中における微小な躁のモメントがヒステリーをその臨床的形相に選んだ理由と考える。

6 精神療法的観点

最後に治療的な関わりについて2、3触れておきたい。本例は二人組精神病〈C〉(folie à deux)を彷彿とさせるような母子の密着がそもそも非常に病的に思われた。患者は二人分のうつ性を負荷されたといえるが、長女が患者から自己を分離しその負荷を自ら担っていけたのは、治療者の努力ではなく、最終的に長女自身が健康だったからである。病院に来てわたしに不安をぶちまけている時間以外は、歯科医としてきっちりと働いていたはず。患者の回復を待つわたしの姿勢が（認知症だったらどうしようと、ひやひやしながらではあったけれど）、「待つってことが私にはできないんです」とすら述べた長女の健康さを引き出したのであったら幸いだ。

中井〈D〉は箴言の天才だが、うつ病の初診時の待合室での様子の観察という文脈で、「うつ病に限らず「待てる」患者は予後が良い」[19]と述べている。言い換えるなら、待てる治療者になりたいものだし、また家族も待てるとき予後がいいのではないだろうか。まあ、ちづ子さんの初診時は焦燥が強く、待てない感じだったけれども。

〈C〉家族など密接な関係にある二者のうち、片方が統合失調症などで妄想を呈したときに、それに感応されてもう一者も同じ、あるいは類似の妄想を抱く病態。感応精神病ともいう。もちろん、3人（folie à trois）、4人（folie à quatre）が巻き込まれる場合もある。わたしの同僚から聞いた話。周囲から孤立的になっていたある家族の成員全員が家のなかに霊がいるという妄想を持った（folie en famille）。証拠として霊を撮影したスマホ写真を見せてくれたそうだが、その同僚の精神科医、心が汚れていたので、写真に霊はみえなかったそうだ。

〈D〉中井久夫（1934－2022）、日本の精神科医。統合失調症の寛解過程論や風景構成法の案出で知られる。

〈1〉木村義則, 清水將之：思春期のうつ病. 小児科診療 2001; 64: 52-55
〈2〉島田達洋, 加藤 敏, 岡島美朗ほか：消化性潰瘍とうつ病の関係. 栃木医会誌 1999; 29: 27-30
〈3〉田中雄三, 釜瀬春隆, 挟間秀文：うつ病親和的病的嫉妬の構造. 臨床精神医学 1984; 13: 585-592
〈4〉Kobayashi T, Kato S: Senile depression with olfactory reference syndrome: a psychopathological review. Psychogeriatrics 2005; 5: 55-63
〈5〉内海, 2020
〈6〉上田 諭, 丸谷俊之, 大久保善朗：初老期のセネストパチーと躁的要素―気分安定薬の有効性. 精神経誌 2013; 115: 127-138
〈7〉内海 健：うつ病の心理―失われた悲しみの場に. 誠信書房, 2008
〈8〉中安信夫：夢幻様体験型（Mayer-Gross）のエピソードを頻回にくりかえした１例―状態像と発症因をめぐって. 精神科治療学 1992; 7: 449-461
〈9〉荻野恒一：夢幻様體驗形成に關する精神病理學的考察（第１報）. 夢幻様狀態に關する精神病理學的考察（第２報）. 精神経誌 1950; 51: 57-62, 296-303
〈10〉阿部, 2011
〈11〉矢崎妙子：ヒステリーとうつ病. 臨床精神医学 1980; 9: 1157-1162
〈12〉広瀬徹也：不安と抑うつ―“不安発作 - 抑制型”うつ病をめぐって. 抑うつ症候群. 金剛出版, pp.23-50, 1986
〈13〉Abraham K（下坂幸三, 前野光弘, 大野美都子訳）: アーブラハム論文集―抑うつ・強迫・去勢の精神分析. 岩崎学術出版社, 1993［以下, Abraham, 1993］
〈14〉成田善弘：強迫症. 土居健郎, 笠原 嘉ほか編：異常心理学講座第四巻, 神経症と精神病１. みすず書房, pp.45-105, 1987
〈15〉Kraus A: Phänomenologie pseudohysterischer Verhanlens- und Erlebnisweisen Melancholisher. Fortschr Neurol Psychiat 1985; 53: 469-475
〈16〉宮本, 1992
〈17〉鈴木國文：神経症概念の現在. 神経症概念はいま. 金剛出版, pp.3-20, 1995
〈18〉Freud S: Analyse der Phobie eines fünfjährigen Kneben. 1909（総田純次訳：ある五歳男児の恐怖症の分析［ハンス］. 総田純次編：フロイト全集 10. 岩波書店, pp.1-176, 2008）
〈19〉中井久夫：軽症うつ病の外来第一日. 中井久夫著作集・精神医学の経験, ２巻, 治療. 岩崎学術出版社, pp.133-136, 1985

7 徴の章 自己臭

〜におってごめんのセミオティクス

1 ハラハラ狂詩曲

セクシャル・ハラスメントという言葉が社会的に認知されたのは、1989年だったようで、この年の新語・流行語大賞を取っている。当時はハラスメントという英語すら馴染みがなかったが、以後、モラハラ、パワハラ、アカハラ、いろんなハラが増殖して、もうついていけない。そう困っていそうなのが企業の人事部門で、弁護士に相談があったりするのか、法律事務所のサイトに、何でもハラスメントにしたからといって法律違反に当たるわけではありませんなんて書いてある。思うに、東畑が、聞かない、聞いてもらえないと活写する、対話困難な現在のコミュニケーション状況において、他者の言動に対する不満がすぐにハラスメントと名指されてしまうのではないだろうか。

精神医学は英語でサイカイアトリー、綴りの頭はPSYなので「プシ」などと略されることがある。総合病院でコンサルト依頼のあった他病棟に出向くと、入院患者の精神科的問題で困っている看護師が待ちかねていたのか、わたしの姿をみて「プシ来た、プシ来た」などと言い合っていることがある。黄色い声で歓呼されているなどとプラス思考になれないわたしは、「プシプシ」とプシけら扱いのような気がする。プシハラ反対。

本章はニオイについて論ずるのでちょっと調べていたのだが、スメル・ハラスメント、略称スメハラなんてのもあるらしい。「あんた口臭ひどいからこっちに来ないで」「加齢臭のするジジイは仕事来んなよ」などと研修医の先生方にいじめられるキョージュのイメージが脳裏をよぎったが、そういうのじゃないらしく二度びっくり。「においにより周囲を不快にさせる嫌がらせ」だそうで、職場でくさやを焼いたりしたら迷惑だとは思うが、そんな嫌がらせって、やる？　とあるサイトには「体臭や口臭などによって周囲の人に不快感を与えることをいいます」だなんて、そういうことを言う方がよほどハラスメントではないでしょうか。そのくせ続けて「スメハラは個人の体質に関わるデリケートな面もあり、指摘することが人権侵害となりかねない点が解決を難しくさせています」なんて書いてあるので、その通りだよ、アホかいと思ってしまう。あ？　アホハラはやめろって？

無臭をよしとする傾向がいやましに強まるなかニオイに悩む精神疾患が増えていそうだが、どうもその辺を示すデータはみつからない。法律事務所のサイトには、ハラスメントどころか、「被害者」が幻嗅か被害妄想に囚われていることが疑われるようなスメハラ相談も投稿されている。自分の体臭で周囲に嫌がらせをする強者がそうそう存在するとは思えぬ。スメハラなどと騒ぎ立てられると、むしろ自分が不快なニオイを発していて周囲に迷惑をかけるという自己臭体験が増えてきそうだが、特に最近、自己臭体験が増えている印象はわたしにはない。ただ、症例報告は最近も散見され、口臭とおならの報告が目につく。

自己臭はまずもって、対人関係に過敏な思春期の病理である。対人関係の不調を示すデリケートな悩みがニオイという具体的な形で表現されているものなので、思春期症例でみられることが多く、中年以降での頻度はぐっと下がるものの、その場合、うつとの関連が問題となることが多いように思われる。

2 うつと自己臭

初診時、60歳の女性である。主訴は、「自分の体から、なま物のようなにおいがして皆が顔をしかめる」というもの。

農家の三女として生まれ、中学校卒業後、工場に5年ほど勤め、24歳で会社員と結婚した。結婚後、夫と同じ職場に勤め、子育て以降パート勤務を続けた。子どもは一男一女で、長男夫婦および3人の孫と同居している。病前性格は、神経質で小心、青年期には赤面しやすかった。他人と対立すれば、自分を殺しても争いを避けるほうで、どちらかといえば、熱中しやすく、完全癖の傾向がある。高血圧のため、時に投薬を受けていた程度で、他に著患を認めない。

54歳の年、初めての内孫が生まれた後より抑うつ状態となり、総合病院精神科に2カ月間入院した。このときはうつ病の診断で、制止の強い比較的典型的なうつ病像だったらしい。以後、抗不安薬などを継続し状態は安定していた。

60歳の2月下旬、3人目の内孫が生まれるのに際してパート勤務を辞めた。パートとはいえかなり神経を使う職場で、辞めて肩の荷を降ろした感もあった。嫁の出産は順調だったが、その入院中、上の2人の孫の世話をして疲労し、3月にはいって嫁が退院する頃に風邪をひき夜間の咳嗽のため眠れなくなった。そしてその症状が肺癌ではないかと心配になった。近医にて治療を受け咳嗽は軽快したものの、半月ほど不眠が続き、体からすーっと力が抜けたのを実感し死にたいという気がし、意欲低下・抑うつ感が生じ、食欲不振や口渇などもみられるようになった。

また、孫を抱くと嫌がって身をよじるのが気になった。さらに、調子が悪くなってからというもの、からだの力が抜けて足に力がはいらないような感じで、ふぬけになったような気がしていたので、それが孫にうつって孫が歩けるようにならないのではないかと不安になった。明らかな日内変動は認められなかった。このため患者自ら希望し5月中旬から3週間ほど総合病院精神科に入院となったが、入院してみると6年前に入院したときにいた他患に会い「また入院してしまった」と思ったり、隣のベッドの老婆が歩けなくなり「お姉、おねがいします。帰ってくれ、帰ってくれ」というのを聞き、自分がふぬけで足に力がはいらないせいで老婆が歩けなくなったと思い、いたたまれなくなった。

患者の言うにはこのときには「わりと喋れたし、先生もあまり重症と思わなくて」、患者の退院希望もあり、精神的な苦痛はむしろ増悪した状態で退院となった。退院時の処方内容は睡眠導入剤のみだった。

退院後は、「自分から生臭いにおいが出ていて、家族が顔をしかめたりくしゃみをする」「私のにおいのせいで家族が病気になる」「孫がなついてくれない。私の顔を見ると恐いというようないやがる顔をする」「水をくんでも犬も飲まない、蝿も逃げてゆく」「手が油っぽく、洗い物をしていると手から油がぱっぱと飛ぶのが見える」「花も枯れてゆくように見える」「死神が憑いている」といった自己臭体験、関係妄想、幻視様の体験が生じてきた。

においは自分ではわからないが、周囲の態度からわかるという一方で、家族がそのにおいはペットのにおいではないかと指摘しても、患者にはそれは感じられなかった。また、不眠の訴えや食欲不振が続いた。

6月下旬、テレビのコードで首を絞めるという自殺企図があり、娘の勧めでわたしの勤務する病院を初診した。入院の勧めを患者は拒否し外来で診ることとなり、スルピリドを処方したが、それも「私はうつ病じゃない」などといって指示通りには飲まなかったが、不眠のほうは改善した。

初診の5日後には体がふるえるという症状で救急外来を受診し、初診の10日後には「このままずーっと行って（逝って?）しまいたくて、山へでもはいろうとして」電車に乗って2駅ほど先にゆき、思い直して戻ってきた。その翌日、説得し入院とした。

自己臭のあいまい領域

退行期の単極性うつ病で、第1回の病相においては制止を主とする典型的な抑うつの病像だったようだが、2回目の病相においては発語や行動面での制止現象はほとんどみられず、途中から自己臭症が前景を占めたことが特徴である。

なお、自己臭は自分から不快な臭いが発散されているという体験であるが、症状水準に応じて「自己臭体験」「自己臭恐怖」「自己臭幻覚」「自己臭妄想」などと呼ばれてきた。特に疾病論的な区別をせずに記述すれば「自己臭体験」であるし、「臭いが出ているのではないか」と懸念する強迫観念とみれば「自己臭恐怖」、幻嗅としてニオイを知覚していると体験されるのであれば「自己臭幻覚」、臭っているという病的な確信に至れば「自己臭妄想」である。ただ、自分の臭いが幻覚なのか妄想なのかはっきりしないことも多く、そうすると自己臭に関わるどんな兆候かは保留して、自己臭、自己臭体験、あるいは自己臭が単一症候的にみられる病態ならば「自己臭症」[2]などと記述される。

自己臭は主に対人関係の場に生ずるのであり、精神病水準になければ、対人恐怖、今日の述語ならば、社交不安症に含まれるだろうが、これまで英語圏では十分注目されず、操作的診断基準のなかに居場所はなかった。もっとも自己臭関係づけ症候群（olfactory reference syndrome）なる術語がおおむね自己臭症のことを指しており、この語をタイトルに関した論文は最近むしろ増加している。

ようやくDSM−5[3]では強迫症および関連症群のなかの「他の特定される強迫症お

よび関連症群」の項目に「自己臭恐怖：対人恐怖」と日本語のまま付記されるようになり、ＩＣＤ－11では自己臭関係づけ症（olfactory reference disorder）の名称で強迫症および関連症群のなかに採用された。[4]アジアに特有の文化結合症候群であるという従来の考えは訂正されつつあるようだが、強迫症よりにとらえられているわけである。

3 ふぬけで忌避される

表情変化はやや乏しいものの、さほど打ち沈んだ様子ではなかった。発語や行動面に制止はみられず、会話は滞ることなくスムーズだった。しかし、表面的な会話に終始し、何かを隠しているような印象が常にあった。「前に入院したときと違って今回は喋ることができるので、家族も大したことはないというけど、言葉や頭とからだが離れた感じ。（力の抜けてしまった）自分のからだに腹が立つ」などと述べる一方で、様子を聞く看護者には「別に悪いところはないですよ」などと答えている。

こういう何かを隠しているような印象は、日常生活では不倫だとかへソクリだとかを疑うのだが、臨床では患者がひた隠しにしている妄想の存在を疑う。高校3年の夏、父親が改まってわたしを呼び、話しておかねばならぬことがあると言う。「実はわが家は代々火星人の家系だ。だがな、息子よ、決してそれを地球人に悟られてはならぬ。迫害されるからな」と言われても、言いたくなってしまうのが妄想だ。火星人だということを、一生、誰にも言わずにいられたら、それこそ健康の証である。ああっ、こんなところに書いてしまったではないか。一度たりとも口に出されない妄想は妄想と言えるのだろうか。

歩行不能の伝播と自己臭体験

一般検査所見、頭部CT所見に異常は認めなかった。クロミプラミンの点滴静注とともに、経口でスルピリド、マプロチリンを使用した。入院第2日には「点滴してもらって、だいぶ楽になりました」と言い、翌日、夫との外出を希望した。外出後、夫より本人が退院したいと言っているとの報告があった。その理由は他患が「出てけ出てけ」と怒鳴っているからだという。しばしば怒りながらわめいて徘徊する入院患者がおり、それと関係づけているように思われたので、そう患者に指摘すると「私の来る前からあの人はああでしたか」とくりかえし確認した。

今回の病相の初期には癌になったのではないかと心配するなど心気的な主題の出現はあっても、ここではまださほどの発展をみない。それから孫が歩けなくなるのではないかという心配が生じるが、これは基本的には貧困主題をふくむ破滅主題の圏内にあるといえるだろう。しかしその破滅のありようは、自分自身が「ふぬけ」で歩けないということが孫に伝播するということであり、心気的な主題の延長とみることもできる。総合病院精神科に入院すると今度は、「〈ふぬけ〉で歩けない」患者自身の状態が同室の他患に「伝播」し、歩けなくなった当の相手より「帰ってくれ」と言われて忌避される。そして退院後は、自己臭体験が現れ、家族はニオイのため不快な態度をとり、当科に入院するとニオイのために「出て行け」と言われる。患者は、自分が病気であることを否定し、ニオイを発することを罪責的にとらえ、死ぬことや病棟から立ち退くことで消え去ってしまおうと望んでいるように思われた。

その後も、隣室の他患が戸をピシャッとしめるのは、自分のにおいのせいだというように、ごく周囲の他患を対象として自己臭体験が続いた。「鼻の中が油っぽいようで何かにおうような感じがする」ともいうものの、自分のニオイは自分自身ではわからないという。本例の自己臭は関係妄想の水準にあるが、幻嗅ではないということになる。

ニオイの原因について尋ねると「内臓が腐っているんじゃないかと思う」と答えた。しかし、こうしたことも聞けば答えるという体で、看護者にはほとんどまったくニオイの訴えはせず、頑なに内面を隠して、内的な苦悶をひとりでじっと我慢しているという印象だった。やがてクロミプラミンの点滴により、患者のいうには、においはあまり気にならなくなったとのことなので（しかしそういいつつ鼻の穴に手を触れていた）、15日間で点滴を終了した。

うつ病患者の体験野

宮本は、典型的な自己臭の体験野のひろがりが、独りでいるときや家族といるときには症状の消失をみるという間隙をつくり、親密でもなく見知らぬ他人でもない「中間的な関係の人々」か、それ以遠の関係にある人々に円環状に広がるのに対して、うつ病の場合の体験野は自己臭体験の間隙にほぼ相当する部分を占めるということを指摘している。[2]

思春期の患者が自己臭に悩むのは通学電車のなかで毎日乗り合わせる他校の生徒だったり、教室の同級生など「半知りの人」が主であって、これは対人恐怖の心性も

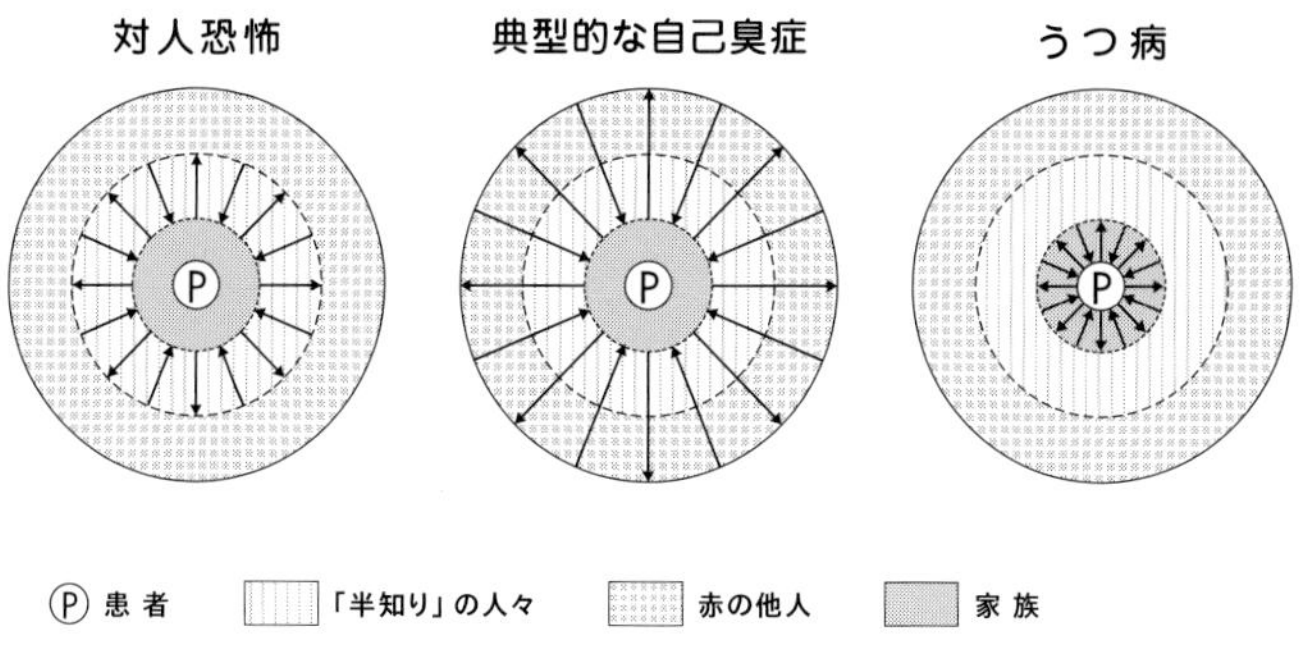

体験野の違い

同様である。寝癖のついた頭で自分の部屋にいたり家族の前に出るのは平気だが、近所の人や同級生に見られたら恥ずかしい。しかし知らない土地に行ってしまえば、「旅の恥かき捨て」というやつで、みっともない格好も平気である。ただ、自己臭の場合は見知らぬ土地に行っても自分のニオイが他人に不快感を与えているのではないかと気になるのが、対人恐怖との違いである。

対して、うつ病の人が申し訳ないという気持ちを抱く対象はもっぱら家族か親しい近隣の人々である。本症例の自己臭は、入院前は家族に対して気になり、入院後は周囲の他患にというように、まさにうつ病患者の体験野に一致することは、これがうつ病性の自己臭体験であることを支持していると思われる（図）。

しかし、その後も自己臭体験は続いていたようで、そのことには触れられたくない様子があった。希望があって一泊の予定で外泊としたが、帰棟する際に渋って一泊延長となった。翌日は病棟に戻ろうとする直前に行方をくらまし、探すと家の蔵の中に隠れていたが、何事もなかったように帰棟した。この辺りから家族内の葛藤が明らかになり出した。夫によると「嫁とはうまくいっていないと思う。女同士張り合っているようなところがある感じがする。あからさまに対立するようなことはなかったが、没交渉という感じだった。息子夫婦と別居することも考えている」とのことだった。クロミプラミンの点滴を再開するとともに、経口薬もマプロチリンからクロミプラミンに変更した。

点滴再開後1週間ほどで症状は改善し、入院第36日には「気分もだいぶ良くなった、声も聞こえないし、においを周りで気にしているという感じも、だいぶいい」という。何かを隠しているような表面的な接触の印象も感じられなくなり、言語表現は乏しいものの感情的な共感性は良好となった。第50日頃になると、「こんなによくなって嬉しい」と単調な言葉を繰り返し、作業療法やリクリエーションなどに積極的に参加した。第69日退院となった。

4 自己臭と身体近接性

テレンバッハは「フォン・ゲープザッテル〈A〉がメランコリーに対して指摘した停止ないし『生成不能（Entwerden）』という時熟様態、よどんだ水が腐ってゆくというその心像、これらがメランコリー患者の口腔感覚的体験世界におけるほど感覚的に明らかになるところはどこにもない」[5]と述べ、メランコリーと口腔感覚的体験世界の親和性を説いている。テレンバッハは口腔感覚と言って、味覚と嗅覚の領域をまとめて考えるわけだが、自己臭は口腔感覚の病的現象のひとつの典型なので、うつと自己臭の親和性が述べられているわけである。

時熟というのもハイデガー〈B〉の難解用語のひとつで、もとのドイツ語は「時間」を無理やり動詞化した「ときる」みたいな言葉である。いま〈現在〉にわずかずつ変化が起こり、〈過去〉とか〈未来〉という次元が開かれ、「ときる」ことが可能になって、〈おのれを時間化する〉〈おのれを時間として生起させる〉[6]ということである。

ところがうつ病では時間として生起できない、生成不能あるいは生成の制止（Hemmung des Werdens）が起こり、生き生きとした時間が生起せず、よどんで腐っていく。

〈A〉ヴィクトーア・エミール・フォン・ゲープザッテル（1883-1976）、現象学的人間学の系譜の精神病理学者。「生成不能」ないし「生成の制止」などうつ病論でも重要な業績を残しているが、翻訳紹介が少ないままである。

〈B〉マルティン・ハイデガー（1889-1976）、ドイツの哲学者。主著『存在と時間』。現象学的精神病理学では頻繁に参照される哲学者である。

腐るのも時間経過だとツッコまないで。科学的事実の話じゃないから。あるいは腐るような方向にしか「ときる」ことができないと言ってもいいだろう。

本例においては以上のように、臨床所見として、言語的な感情表現の貧困さ、感情を表す上での身体レベルでの表現といった特質が認められたが、これがうつと自己臭との関係を考える際に示唆的であるように思われる。つまり、さまざまな出来事が語られる上で、それが悲しかったのか嬉しかったのか、こちらからあえて聞けばイエス・ノーで答えはするが、患者自身の口からはそうした言葉はなかなか語られない。一方で、体がふるえるというように身体レベルで不安を表現したり、胸の辺りを押さえて「この辺りのもやもやが」というように心理的な事柄を語る。

印象深かったことは、抑うつ状態が改善したとき、「こんなによくなって嬉しい」と単調な言葉を繰り返しては、小踊りせんばかりに喜び、躁転してしまうのではないかと危惧されるような、体から発散するような感情表現だった。

低次の感覚との親和と未分化・太古性

テレンバッハ[5]は、口腔感覚が「低次」の感覚に数え入れられていて、注目されなかったこと、低次の感覚を「身体に近い（leibnahe）」、高次の感覚を「精神に近い（geistnahe）」と言って軽んじられたことを指摘する。しかし、口腔感覚はむしろ低次な感覚ゆえに「一貫して人間の情態（Befinden）と関連し」、「口腔感覚を媒介にして成熟した精神病理現象が可能となる」。

「情態」は難しい言葉であるけれども、気分や感情や身体感覚など明確に分化したものになる前の漠然とした「自分がある」感じのようなものである。つまりこの漠然とした領域で生ずる何ごとかが、いずれはっきりとした精神症状へと分化し成熟していくのであるが、口腔感覚はその漠然とした領域に深く関わっているということで、明らかにそれとわかる症状が生ずる前に口腔感覚領域で何かの異変が見出せる可能性がある。あるいは症例によっては成熟した症状にならないまま、口腔感覚領域での異常が続くこともある。他方、この基底にある何かで生じている現象は身体近接的な表現で表出されたり、「低次」の感覚のなかに姿を現すだろう。

本章の症例における身体近接的な表出は「成熟していない精神病理現象」の現れで、それが自己臭という口腔感覚の病理と何らかの関係があるのではないかと推測される。もとより本例の身体近接性は病相期に主に観察され、寛解期には目立たない。つまりよくなってからは身体レベルでの表現というのは特に目立たなかった。

うつ病という内因性の際立った病的変容の中で、低次、未成熟、あるいは未分化、太古的といわれるような人間精神の古層に存在する何ものかが析出してきたのが、このような身体近接性であり、また自己臭であるといえるのではないだろうか。

身体に近い領域で自己臭とうつが関連しているさまを以下に3つの観点から考察する。

5 自己臭とうつ病性妄想

まず、うつ病性妄想の形成を「悪の意味地平」という概念を導入して論じた加藤〈c〉の論考に準拠して、症状論的な面でうつ病性妄想と自己臭体験との関連を明らかにしていこう。

加藤[7]はうつ病性妄想においては罪責、心気、貧困の主題が他の主題をさしおいてみられるが、これらが古代より穢れや罪という言葉で一括されていた、悪行、病い、災いに対応することに着目し、悪という概念で総括する。悪とはあるべき秩序の崩壊にほかならず、その基本的な在り方を抽象化していくと、「そのうちに自分自身を見いだすことのできない」（ヘーゲル）という在り方に帰着する。悪のテーマは人間の生活

〈c〉加藤 敏（1949－）、自治医科大学名誉教授。わたしの師のひとりである。うつ病に関する加藤の業績は、ラカン派精神分析に基づいて、健康な人間においても「構造的メランコリー」があるという指摘と、近年の社会動向に目を配った、職場結合性うつ病の提唱であろう。

にとり緊急性を帯びた問題で、とりわけ古代人や未開人において先鋭化した形でみられ、こうした領野を加藤は悪の意味地平と呼んだ。加藤は穢れからの回復を目指すさまざまな民族儀礼、悪の起源を示すアダム神話、悪疫と飢饉に見舞われたテーバイの王オイディプスの犯した大罪を示すソフォクレスの『オイディプス王』などを例に挙げている。こうした悪を祓うことが昔の人々にとっては重要だったのだ。もちろんいまだにその残渣はある。

次にうつ病の基本的な病理である「とりかえしのつかぬ」という在り方は「時間の流れの内にもはや自己を見いだすことができない」という点から、時間性における悪であるといえる。この時間悪が悪の意味地平上で展開し、世俗的な悪の形態をとったのが罪責、心気、貧困の三大主題ということになる。

悪とケガレ

加藤は、このとき、悪が顕在化するのに悪の象徴系とケガレの象徴系の2つの様式があるとした。ここで「ケガレ」と表記されているのは単に不浄を意味する「穢れ」ではなく、「ケ枯れ」、すなわち日常態の危機的状況を意味する広義の概念であることを示している。罪の象徴系の活動のもと、悪が他者との関係性の位相で表現されたのが罪責主題であり、前述の謂いにならうならば「他者との関係性の中にもはや自己を見いだすことができない」ということである。他方、ケガレの象徴系の活動のもと、悪が実在性の位相で表現されたのが貧困と心気主題であり、これは端的に「健康や財産など物質的な次元の秩序の中に自己を見いだすことができない」ということになる。

日本語の「悪」にはかつて「際立って優れた」の意味があったそうで、「悪」がつく苗字はそっちの意味で用いられたのだという。わたしのおでこの例の傷も、もそっと大きければ、ちょいワルおやじを気取っていたのになあ。だが、ワルと一緒にいるのは願い下げだ。日常生活がめちゃくちゃにされる。そう、ケが枯れる。だいたいワルのやらかす大騒ぎはハレである。もう古色蒼然たる文化人類学かもしれないが、近代化以前の共同体は、漫然と続く日常、ケを再生させるために定期的にハレ、すなわち祝祭を設けたとされる。この祝祭は必ずしも婚礼のような喜ばしいものではなく、葬式などとにかく非日常的なイヴェントを指す。

さて、ここでまた祭りが出てきた。時間のなかにワルに棲みつかれてしまうと、常に「あとの祭り」になってしまうのがうつ病。そうするとケが枯れていく。発達論的にいうと、まず赤子の環境である、赤子自身の肉体とそれを維持するための物理的・

経済的環境が整っていなければならぬ。その上でようやく対人関係に秩序が形成される。

前者が枯れたのが心気と貧困妄想、まさに日常が枯れるのでケ枯れ。後者は罪責妄想となるが、ここでは具体的な日常の必要な事物がだめになってしまうというよりも、より抽象度の高い「罪」が問題となる。

自己臭体験の主題

自己臭体験はとりあえず心気主題の延長線上にあると考えることができるが、少なくとも本例の場合、「身体が腐ってにおう」という心気的な主題の中に、その「腐敗」が家族や身近の人に伝播してゆくため申し訳ないという罪責的な主題が常に濃厚に浸透しているのがみてとれる。テレンバッハもメランコリー患者の自己臭体験について「罪業と負い目の徴候を帯びていた」[5]と述べている。

罪の象徴系とケガレの象徴系は互いに完全に独立して活動するわけではなく、「前者は後者を下層に持ちつつ、近代的自我の確立とともにあらたに生じ」、これらは「層構造をなし連鎖的に活動する可能性をもつ」[7]わけで、そこにうつ病の妄想が多様に展開する要因があると加藤はみている。罪という考えは、もちろん聖書時代からあったのではあろうが、近代的な個人の概念が生じてはじめて、神とわたしとの関係性のなかで明確になってきたわけで、古代には「ケ枯れ」であったものが分化し先鋭化して罪の概念になったとみることができる。

　罪の下層には文化や自我の成熟度合いと並行しつつ、ケ枯れや穢れの層があり、ケ枯れと罪はシームレスにつながっているということである。ハラスメントがいかんとか、倫理がどうとか言っている大人の心性の奥底にはエンガチョ切っている子どもがいるということ。犯罪容疑者の家族に人々がする酷い仕打ちをみればそれはよくわかるというものだ。うつ病妄想で心気・貧困・罪責のどの主題をとるかは、お金がすべてという人は貧困妄想、人間関係が大事な人は罪責妄想というように、人生における価値観の置き方に影響されるというヤンツァーリクの議論[8,9]があるが、加藤はそれ以前に文化の発展との関連をみているのである。

　しかし、自己臭体験の場合、心気的な主題と罪責的意識は単に連鎖的に活動しているという以上に不可分に結びついているように思われる。恐らく自己臭体験一般にいえることと思われるが、身体の不調が否応なく他者との関係性の中で主題化されるのが自己臭の体験である。自己臭体験の特性は、心気主題とも罪責主題とも割り切れないところにこそあるというべきで、これら二つの主題の双方に原初的にまたがった症状である。

あるいは、自己臭体験はその根本的ありようからして、心気主題と罪責主題が渾然一体となった症状とみなしたほうがより適切かもしれない。その意味でも、自己臭体験は、両義性ないしは曖昧性を多分にはらんだ症状といえる。

罪の象徴系とケガレの象徴系からみるなら、自己臭体験においては、ケガレの象徴系の上層に発達するはずの罪の象徴系が、十分ケガレの象徴系から分化・独立していないと考えられる。別ないい方をするなら、この体験は罪の象徴系とケガレの象徴系が混ざり合い一体化した未分化かつ両義的な領域に生じている。そういう意味で、自己臭体験はうつ病性妄想形成において未分化かつ両義的な様相を呈しているといえる。

6 自己臭と混合状態

次に、本例の自己臭とうつとの関連を、躁うつ混合状態の観点から検討したい。

本例では、強い罪責感から身を消そうと死に場所を求めてさまよったり、病棟に戻るまいと蔵のなかに隠れたり、強い焦燥感が認められる。すでにみたように、ここに混合状態を認めることができる。[10] さらにまた、「ふぬけ」という自覚に代表されるような精神運動制止の反面、言語活動には制止現象がみられず、患者自身が「言葉や頭とからだが離れた感じ」と述べたような言語と身体活動の解離――身体におけるうつと、それに比して躁的な言語活動――が混合状態を示唆している。

岡島[11]はうつ病の心気症状において身体的不調を過大にとらえる点で「負の誇大性」[12]があり、「観念における微小と誇大の融合」が認められると指摘する。本章の症例では、たかが自分の足に力が入らない感じがするだけで、孫や老婆が歩けなくなるという体験から始まり、自己臭体験においては、自分の身体がにおうだけで家族が病気になったり、他患が大騒ぎしたり、「負の誇大性」が認められる。

そもそも自己臭においては、「自己の不快な臭気」という微小念慮が、周囲に「広まり」、「注目を浴びる」という誇大的な形式で体験されるという構造が必須で、通常の心気妄想にもまして「微小と誇大の融合」が顕著に認められるといえる。

また、本例の今回の病相を自己臭という表現形態をとった混合状態とみれば、第1回の病相では典型的なうつ状態だったのが加齢による何らかの退行性の変化で混合状態を呈したと理解することで病像の変化を説明できることも有意義である。自己臭症の好発年齢は青年期と退行期にピークをもっているが、南部らは、青年期・退行期双方で精神と身体とのズレが生ずることに自己臭体験の成因を求める仮説を示している。[13]

他方、ヤンツァーリクの構造力動論に準拠してうつ病の発病を論じている阿部は「構造がまだ弱い若年期や、構造の緩んでくる老年期では、混合病像をとりやすい」[12]と述べている。構造が弱い、緩んでいるというのは、次章で論ずるが、人間の精神エネルギーである力動をベッド・マットレスのバネ、人格にあたる構造をマットレスをつつむ布地にたとえると、その布地が弛んでいるような状態である。内部のバネを抑え込むことができずに、バネはブレてしまう。それが混合状態。両者合わせて青年期・退行期で自己臭体験と混合状態が生じやすいということになる。本例に関していえば、加齢による構造の弱体化から躁やうつへの分節化が弱まり、病像がより混合した状態に偏って、それが自己臭という形をとったという観点がひらける。先の文脈からとらえ直すと、成長と退行という違いはあれ、青年期・退行期いずれの時期も精神の未分化な、あるいは太古的な事態が露呈しやすい状態と考えることができる。そこで露呈してきたものが混合状態としての自己臭といえる。混合状態という観点からみて、うつと自己臭は症状の未分化性のなかで手を携えている。

7 自己臭の記号論

第三に、さらに基礎的な領域に目を向け、自己臭を記号論の観点から考察する。パースの記号論[14,15]で統合失調症圏を論じた花村[16,17]に倣って、この記号学者を参照する。

パースはその記号論のなかで「現象の最も普遍的なカテゴリー」として、第一次性、第二次性、第三次性という分類を行った。「第一次性とは、そのものが、積極的にそしていかなるものとも関係なしに、そのものであるようなものの在り方である。第二次性とは、そのものが、第二のものと関連し、しかも第三のものを考慮せずに、そのものであるようなものの在り方である。第三次性とは、第二のものと第三のものをたがいに関係づけることによって、そのものであるようなものの在り方である」[15]。そこから彼は、記号の表意様式をそれぞれに対応する形で、アイコン（イコン：類似記号）、インデックス（指標記号）、シンボル（象徴記号）と分類した。アイコンとは「自分で所有する特性によるだけで対象に関わるような記号」であり、道路標識の「落石注意」のように、山から石が落ちてくる図がそのまま何かを示しているものをいう。三角と点の図形が、その類似性でもって現実の落石の「写し」となっていると言ってもいい。インデックスとは「関わりを持つ対象により実動的に影響を受けることによってその対象に関わるような記号」であり、たとえば煙は火のインデックスであるが、煙と火という二者を結びつけている。シンボルとは「法則によって、普通は、一般観念の連合によってその対象に関わるような記号」[14]である。「火」という言葉はそれ自体では火と関係がないが、この言葉と現実の火と話者の頭のなかにある火の概念とが結びつくことによって機能する。記号と事物と概念の三者が結びつくことで機能するということで、言語はここに属する。

さて、ニオイの体験は記号論的にどのような位相にあるだろうか。テレンバッハ[5]は、嗅ぐことがニオイの発散と受容という両義性を持つことを指摘する。動物界においては嗅覚がたとえば群居動物におけるように互いに引き寄せる働きをする一方、敵のにおいを嗅ぎつけて逃げる際などには引き離す働きを持つ。人間でも懐かしさを感じたり、ホッとするときにはそこに漂う香りに惹きつけられているが、親しい人と距離を感ずると水臭いし、きな臭かったり胡散臭かったりする場からは立ち去るに越したことはない。そしてテレンバッハはニオイを受容する際に、「『気分づける』におい」と「探索的-規定的に嗅ぐこと」という二つの契機を取り出す。前者は、よい香り、あるいは鼻をつまませるようなといった特性により、ある雰囲気に気分づけられるということであるが、ニオイはここでは気分性のアイコンとして機能している。山と石の絵がそのまま「落石注意」を示すように、腐ったニオイは即、嫌な雰囲気を示すというように、ニオイはアイコンとして機能する。後者は危険なものを嗅ぎつけ危険を回避するといった場合であり、ここでは端的にそれを発散する対象を志向し探索する働きを持つことから、インデックスとして機能している。たとえば漂ってくる猛獣の体臭は現実的に敵の接近に関わっており、ニオイが猛獣を指し示しているという点でインデックスの機能を持っている。ニオイというものは、それを受容する際にアイコンとインデックスの双方の記号様態にまたがって働いているのだ。

アイコンとインデックスの混在としての自己臭

患者は今回の病相では抑うつの始まりを「体からすーっと力が抜けた」と実体的に体験し、「ふぬけ」となった。「ふぬけ」とは患者にとって端的に「歩けない」ということであり、その特性はまず孫に伝播し、自分のせいで「孫が歩けるようにならないのではないか」という不安が生じる。時間として生起しないうつ病の世界においては、患者の孫は乳児のまま永遠に歩行を獲得できない。そして「歩けない」という属性が取り出され、唯一その類似により患者の「歩けなさ」が孫に伝播すると体験されている。総合病院入院中に老婆が歩けなくなったことも同様である。「ふぬけ」と表現される患者の記号の活動は、「歩けない」という類似をもとに孫や老婆が患者の「写し」となるようなもので、アイコン的である。また、自己臭そのものは患者を他人から忌避されるものにするわけであるから、「そのうちに自分自身を見いだすことのできない」あり方に気分づける「悪」という対象のアイコンであるとともに、患者を罪人として指し示すインデックスでもある。

ここで前述の花村の記号論的統合失調症論の構想[17,18]を簡単に要約すると、統合失調症のもっとも中核的な病態においてはアイコン的成分が自立化し、シンボルやインデックスの成分を振り落として言語以前の類似関係に翻弄されるという「イコン向性」が主眼である。花村の症例は自身が牡羊座ということにこだわり、やがて両手足首に深紅の布切れを巻いて仕事場に現れるようになるが、この時は虎になったと思っていたとのちに述懐する。さらに虎の額の縞模様は「王」だから、百獣の王「虎」となり、万物の中心「太陽」になるという体験に発展する。牡羊が虎になるまでは、獣というカテゴリーの中で牡羊が虎に変換される点で、まだシンボルの働きがあるが、深紅の布による四肢の強調によって虎になるのは四つ足の虎との事実的類似性に基づいたアイコンの機能である。やがて病態は「太陽」のアイコンをめぐって展開することになる。この際、妄想病や夢幻病など中核的な統合失調症ではない辺縁領域での患者の記号過程はシンボル的ないしインデックス的コード付加されたアイコンにとどまるとされる。[17]

パースはシンボルを真正なものとみなし、他の二つの表意様式は退化的であるとしている。[15]花村[18]も述べるようにパースは記号の退化（degeneration）について語ってはいても、その生成（generation）については何も明確に述べてはいない。そこで議論をややずらしてアリエティの述べる統合失調症患者の古論理的思考に関しての考察[19]を引いてこよう。古論理的思考とは述語の同一性から主語の同一を導くような論理に代表される統合失調症患者の独特な論理のことであり、これがアイコン成分の優位な記号過程であることは論を待たない。たとえば「聖母マリアは処女である。わたしは処女である。だからわたしは聖母マリアである」といった論理は、「処女」というアイコンを介して「わたし」が聖母マリアの「写し」となっているわけである。アリエティはこのような古論理的思考が統合失調症患者だけではなく、いわゆる未開社会の人々や幼児あるいは夢の論理にもみられることを指摘している。

しかし、アリエティは統合失調症の古論理的思考と夢や幼児などのそれとを区別しえてはおらず、そこに一つの回答を与えるのが花村の「イコン向性」の概念であるが、本章の症例においては上述のようにアイコンだけではなくインデックスの要素も重要であり、さしあたってアイコン成分だけの突出する統合失調症的なアイコンとは区別できる。テレンバッハ[5]も述べるように自己臭体験においては、「悪臭の、腐敗の、腐朽の性格を帯び」た世界の雰囲気に気分づけられるという受容的なニオイの体験と、「みずからに『汚物』という質を付与せざるをえない」発散的なニオイの体験の双方がみられ、患者は「自分の発散物を受容する円環内へ（中略）封じ込められてしまう」というように二つの体験が相補的に存在しているところが特徴である。もはやいうまでもなく、前者は「世界の腐敗」＝「自分のニオイ」というアイコン、後者は臭うのは汚物であると指し示すインデックスとして機能しており、これより自己臭はパースが退化的であるとし、恐らく個体や文化の未分化性と関わっていると推測されるアイコンとインデックスの混在した両義的領域で生じているといえるだろう。つまり記号論の観点からみても、この患者の自己臭は未分化なもの、太古的なものの現れとみることができるのである。

そのような深さにまでうつが深まったということは、喋れていたり動けていたりしたとしても重症だったのである。経過をみれば自殺既遂となっていてもおかしくはなかった。

ディスカウント・ショップにて

以上、うつ病性妄想の主題選択においても、混合状態という観点からも、そして記号過程の分析からも、うつにおいて自己臭が現れるという現象は、わたしたちが言葉を知らずにニオイを味わっていたあのころ（覚えとらん）、ニオイでもって危険を察知していたあの時代（知るか！）を垣間見せてくれるのである。

さてこの患者、退院してからも外来通院を続けていたが、1年位たった頃であろうか、休日に街のディスカウント・ショップの駐車場で姿を見かけた。精神科医になんか会ったって嬉しい人なんかいないんだから、街で出会っても知らん顔しておるものだとは、中井久夫が書いていたことだったか、それとも西丸四方〈D〉であったか。それでも向こうから会釈されたら、会釈くらいはする。後日の診察時、彼女は笑うのである。「先生があんな店に行くなんておかしい」と。どうやら「医者↓金持ち↓ディスカウント・ショップありえん」みたいな記号過程が生じていたらしい。勤務医の月給なんてたかが知れておるのですぞ。カツ丼奢ってくれ。

〈C〉西丸四方（1910-2002）、日本の精神科医。信州大学教授、愛知医科大学教授を歴任した。近藤廉治先生の仲介で、一度酒席を御一緒させていただいたことがある。「ぼくはもう年寄りだから、酒は飲まない」という台詞がカッコよかった。

〈1〉東畑開人：聞く技術 聞いてもらう技術. 筑摩書房, 2022

〈2〉宮本, 1982

〈3〉DSM-5

〈4〉中尾智博：強迫症または関連症群. 精神経誌 2021; 123: 361-366

〈5〉Tellenbach H: Geschmack und Atmosphäre. Salzburg: Otto Müller Verlag, 1968（宮本忠雄, 上田宣子訳：味と雰囲気. みすず書房, 1980）

〈6〉木田元編著：ハイデガー『存在と時間』の構築. 岩波書店, 2000

〈7〉加藤 敏：うつ病における妄想―悪の意味地平から. 宮本忠雄監修：現代精神医学の20年. 星和書店, pp.100-110, 1995［以下, 加藤・宮本, 1995］

〈8〉Janzarik W: Der lebensgeschichtliche und persönlichkeitseigene Hintergrund des cyclothymen Verarmungswahns. Archiv für Psychiatrie und Zeitschrift f. d. ges. Neurologie 1956; 195: 219-234

〈9〉Janzarik W: Die hypochondrischen Inhalte der cyclothymen Depression in ihren Beziehungen zum Krankheitstyp und zur Persönlichkeit. Archiv für Psychiatrie und Zeitschrift f. d. ges. Neurologie 1957; 195: 351-372

〈10〉宮本, 1992

〈11〉岡島美朗：躁うつ病の心気症状に関する臨床精神病理学的研究. 精神経誌 1995; 97: 623-652

〈12〉阿部, 2011

〈13〉南部知幸, 小野 泉, 菅間正人ほか：退行期の自己臭妄想について. 社保神戸中央病医誌 1991; 5: 46-51

〈14〉Peirce ChS（内田種臣編訳）：パース著作集２「記号学」. 勁草書房, 1986

〈15〉米盛裕二：パースの記号学. 勁草書房, 1981

〈16〉花村誠一：分裂病者の死の系譜―地と図の間で. 臨床精神病理 1986; 7: 113-126

〈17〉花村誠一：妄想への記号論的アプローチの試み―夢・妄想・分裂病. 臨床精神病理 1981; 2: 21-35

〈18〉花村誠一：記号論的端緒. 木村 敏, 松下正明, 岸本英爾編：精神分裂病―基礎と臨床. 朝倉書店, pp.55-65, 1990

〈19〉Arieti S: Interpretation of Schizophrenia, 2nd ed. London: Crosby Lockwood Staples, 1974（殿村忠彦, 笠原 嘉監訳：精神分裂病の解釈 I. みすず書房, 1995）

登場薬物名鑑

インテルメッツォ

宮本忠雄先生の初期の論文を読んでいたら、統合失調症の症例記述で、インスリン・ショック療法が出てきてびっくりしたことがある。インスリンを注射して低血糖発作を起こすと統合失調症の症状がよくなるという荒療治だが、もうまったく精神医学史の話だと思っていた。ところが自分が教わった先生が若い頃にはまだやっていた治療法だという、その時間の近さが意外だった。

本書の症例は四半世紀に及ぶので、登場する薬もちょっとそれに似て、蒼古的なものから、流行の先端的なものまでなんだか雑然としている。そこで若い読者を念頭に、抗うつ薬について整理して記載しておきたい。

薬を開発するときには実験をする。まずは動物実験、次に人体実験である。人体実験というとナチスや731部隊を思い出して体裁が悪いので、これを治験と言い換える。処方を変更しただけで「先生、わたしをモルモットにしてるでしょ」などという患者がたまにいるけれど、現在、動物実験で使われているのはラットが多い。日本語に訳すとドブネズミである。

まずドブネズミさんで新規化合物に毒性がないことを確かめたあと、薬効があるか実験をする。うつ病のドブネズミさんを集めたいところだが、治験参加募集の張り紙をしても集まってこないので、モデル動物を用意することになる。ここが精神科の難しいところで、高血圧のラットだとか、胃潰瘍のラットだとかは薬剤を投与して作ることができるし、それは高血圧じゃないなどと異議申し立てされることもないだろう。しかしラットをうつ病にしてしまう薬は知られていないし、そもそもラットがうつ病になるとどうなるのか不分明である。少なくとも「ああ憂鬱」と述懐するラットがいるわけはない。そこで暫定的にうつ状態に相当すると考えるモデル動物を作成するのである。

うつ病のドブネズミ氏

わたしは、実験はしないから聞き齧りだが、うつ病のモデル動物はこんなふうにする。ドブネズミ氏のケージに自動式給餌機を付ける。ドブネズミ氏がボタンを押すと餌が出てくる仕組みだ。ボタンを押すと餌が出るというのを氏に覚えさせたあと、意地悪をする。餌ボタンを押すと、電撃が走るのだ。餌は食いたいがビリビリは嫌だ。それでも食欲に押されてボタンを押しているうちに耐え難くなり、やがて諦めたように動かなくなる。これがうつ病モデル。この状態がうつ病かと言われて納得する精神科医は少なかろう。まあ人生のままならなさに絶望してしまったようではあるのだが。

そこで新開発の抗うつ薬をうつ病モデル・ドブネズミ氏に投与する。薬効があるとドブネズミ氏は電撃にめげずに餌ボタンを押すようになる。いや、それってうつがよくなったって言っていいのかと猛烈にツッコミを入れたくなる。過去に学ばぬアホ、どうしようもない無神経になったというか、食欲に負けているだけというか。何か違う気がする。自分がうつ病になっても、その薬を飲んでそんなふうにはよくなりたくないという気持ちになる。

そういえば、イグノーベル賞を取った研究に、二枚貝に後述のプロザック®を投与すると繁殖力が10倍になるという研究[1]があるというのを読んだことがあるぞ。さらにエビ類では光のほうに向かうようになって[2]、これは警戒心が薄れて捕食されやすくなるってことじゃないかな。

しかしそうやって薬効がありそうだと判定された薬が人体実験、いやいや治験に進むわけである。治験の際には食事のたびに電撃を食らっているドブネズミ色スーツのおじさんたちが集められるわけではなくて、ちゃんとうつ病と診断された人に投与され、効果が判定されるわけだが。

三環系から四環系に

最初に発見された抗うつ薬はイミプラミンである。両端にベンゼン環をおいた3つの環を構造に持つため三環系抗うつ薬と呼ばれるが、クロミプラミン、アミトリプチリンを加えた3つが三強という感じだったな。苦しいときのクロミプラミン頼りとばかりに、うつ病の難治例や非定型な症状の症例でこれに助けられたことが多々あるのは本書を見れば一目瞭然。希死念慮が差し迫った症例などには即効性を期待してクロミプラミンの点滴をした。実際、そうは副作用が生じた経験はないのだが、最近はもっと副作用の少ない薬が出たせいか、こんな点滴もあまりやられなくなった。今なら差し迫った危機には電気けいれん療法を考慮する。

他に三環系は、トリミプラミン、ノルトリプチリンなどがあるが、抗コリン性の副作用が問題で、便秘は下剤を併用するとして、口渇は我慢してもらうしかなかった。口渇に効くというので去痰剤（L－エチルシスティン）やら漢方薬（白虎加人参湯）などの併用がよくなされたが、まあ効かんね。それから心毒性があるので、多量服薬などされると大変で、本書の症例でも血液透析で救命されている人も。

もう新たに処方することはほとんどなくなったが、新しい薬で効かない場合は三環系に戻ると有効な場合があるし、長年飲み続けて安定しているので変えるのもどうかなという症例もあって、いまだに処方はしている。そうした症例も高齢化しているので、中止するか、最近の薬に変えるか思案どころである。

その後、三環系抗うつ薬でももう少し副作用が緩和されたものが登場した。アモキサピンは相当よく使ったが、最近、添加剤との反応で生ずるN－ニトロソアモキサピンに発がん性があるかもしれないということで自主回収となった。古い薬は商売に旨みがないので、もう製造をやめたいというのが、製薬会社の本音ではないかと勘繰っている。

三環系の副作用緩和策として四環系抗うつ薬が登場する。三環のところにもう1個輪がついた構造をしているもので、マプロチリン、ミアンセリン、セチプチリンがある。ノルアドレナリン作動性・特異的セロトニン作動性抗うつ薬（NaSSA）とされるミルタザピンは今世紀になって発売された新しい薬だが、構造的には四環系である。

トラゾドンの使い心地は四環系の仲間といった印象だが、薬理学的にはセロトニン遮断再取込阻害薬（SARI）とされる。四環系（特にミアンセリンやミルタザピン）とトラゾドンは眠気が強いので睡眠薬を兼ねて使うことがある。

選択的セロトニン再取込阻害薬

日本では20世紀末から発売が始まった選択的セロトニン再取込阻害薬（SSRI）が現在のスタンダードである。抗コリン性の副作用が非常に少なく、使いやすいのと、大量服薬しても、セロトニン症候群を起こすと厄介だが、それ以外では自殺目的にはあまり役に立たない薬になったのがありがたい。ただ、起立性低血圧で転倒したり、夜間のひどい発汗やら悪夢やら、思いがけない副作用がみられたり、急にやめると調子が悪くなる離脱症状がある。

フルボキサミン、パロキセチンが最も古いものである。飲むと元気になるとか人格が変わるハッピー・ドラッグなどとマスコミで話題になったフルオキセチン（プロザック®）は結局日本未発売。最近ではセルトラリン、エスシタロプラム（シタロプラムの光学異性体のS体だけ精製したもの）のほうをよく使うかも。ボルチオキセチンもおおむねこの仲間だが、若干作用点が違うので、製薬会社はセロトニン再取込阻害・セロトニン受容体調節剤などと宣伝している。他社薬と差異化を図る戦略といえば戦略であろう。

SSRIに似ているが若干薬理作用が違うのが、セロトニン・ノルアドレナリン再取込阻害薬（SNRI）で、ミルナシプラン、デュロキセチン、ベンラファキシンがある。

このあたりは薬効の違いがどうだこうだといわれているが、それ以上に個人によって効き方が違うのであまり当てにはならない。ただSSRIが効かなかった症例がSNRIで回復する（あるいはその逆）といったことは少なからずある。

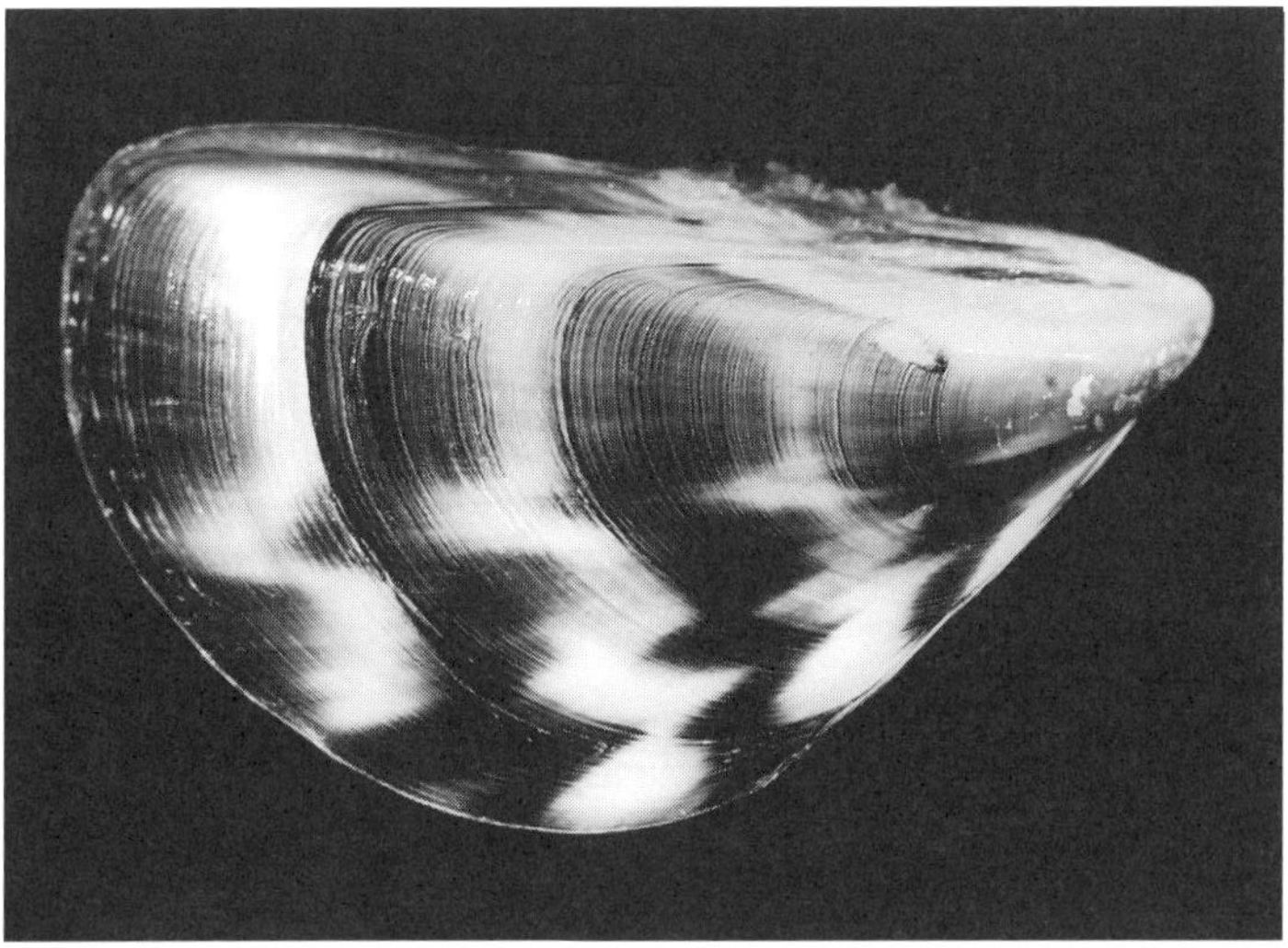

ゼブラガイ
もともと繁殖力が強く特定外来生物に指定されているが、SSRIによる水質汚染によってさらに繁殖力がアップした。
Smithsonian Environmental Research Center, Dreissena polymorpha_(I1957)_026vttps://www.flickr.com/photos/serc_biodiversity/39449820624/)

１９９９年に上市されたフルボキサミン以降、21世紀になって、かなりの数の抗うつ薬が出たことはおわかりいただけたと思う。ということは躁うつ病が製薬会社にとっての重要な市場となったということ、競争も激しくなったということを意味し、なるべくたくさんの人に飲んでいただくには、気軽に精神科にかかって欲しいと製薬会社が宣伝するのも宜なるかなですな。あまりにたくさん使われて排泄物中のＳＳＲＩによる水質汚染が懸念されるという水棲生物の研究はその後も続いているようだけれど。日本政府は少子化対策のために、水道水にＳＳＲＩを混ぜているらしい（ウソです）。

抗躁薬・気分安定薬

スルピリドはベンザミド系の抗精神病薬であるが、少量で胃薬、中等量で抗うつ薬、高容量で抗精神病薬になるというちょっと困った薬である。ということで、褒められた話じゃないが、うつ病か統合失調症が診断がつかない場合に逃げ腰で使った。使うと先輩医師に皮肉を言われた。最近でも、本格的に抗うつ薬を使うまでではないが、ちょっと出しておくかといった感じで使われる先生がいるように思う。

躁状態には抗精神病薬はどれも効果があると思うが、注射薬でも使えるのと、効果が早くて強力なのとで、定型抗精神病薬（第１世代抗精神病薬）のハロペリドールは手放せない。ゾテピンは鎮静作用の強さで用いたが、今なら第２世代の抗精神病薬（非定型抗精神病薬）を使うだろう。オランザピン、クエチアピン、アリピプラゾール、リスペリドン、ペロスピロンなどである。クエチアピンは腸のなかで徐々に溶け出す徐放製剤が双極性うつ病の治療に使われる。また、非定型抗精神病薬の抗うつ作用が最近明らかになってきつつあり、統合失調症の薬とうつ病の薬の垣根はどんどん曖昧になってきていて、あれもこれもスルピリドと同じという感じ。

躁症状やうつ症状に効くというより、躁うつの波を抑える効果が期待されるのが気分安定薬である。炭酸リチウム、カルバマゼピン、バルプロ酸ナトリウムはいずれも抗躁薬でもあるが、気分安定薬として用いられる。カルバマゼピン、バルプロ酸ナトリウムは抗てんかん薬でもあるが、ラモトリギンもまた気分安定薬兼抗てんかん薬である。神経細胞の興奮を抑える薬がなぜ躁うつの波を抑えるのかよくわからないが、木村の時間論でいうと躁もてんかんもイントラ・フェストゥムである。

インテルメッツォ1　参考文献

〈1〉Fong PP: Zebra mussel spawning is induced in low concentrations of putative serotonin reuptake inhibitors. Biological Bulletin 1998; 194: 143-149

〈2〉Guler Y, Ford AT: Anti-depressants make amphipods see the light. Aquatic Toxicology 2010; 99: 397-404

迫

8の章　強迫

～とらわれたのは、あなたのせいよ

1 とらわれのラーメン屋

わたしが学生時代を送った自治医科大学は全寮制で、入寮日には先輩たちが部活の勧誘にやってくる。「ええガタイやな、ラグビー部入らへん」「身長あるなあ。バスケ部に入らない」「いや、バレー部だ」なんて、さながら人買いである。わたしの同級生にイケメンがいるのだが、入学時に「新入生に顔がでかい奴がいるぞ」と先輩たちに衝撃が走ったらしい。でかいといえばでかいが、掘りが深いので目立つのである。しかしながら顔のでかさでスカウトするサークルはなかったという。

また、卒後の一定期間出身県で勤務することもあって、都道府県人会もがっちり組織されている。入寮日に県人会の先輩がやってきて「ねえねえ、どの部に入るの。うちの県は代々テニス部なんだけど、入るよねえ。一生の付き合いになるんだからさあ」なんて親しげに擦り寄ってくる。それは脅迫です。

脅迫は隠微にやるのが効果的なので、被害者のほうは何が脅迫なのか見抜けないとこのハラスメント社会を生き延びられないぞ。でも最近の学生さん、「月夜の晩ばかりじゃないんだぞ」の意味がわからないようなんだよ。それじゃあ、脅迫にならないから、「てめえ、闇討ちにしてやる」とストレートに言うのは味気ないなあ。なぜに学生を脅迫する話になっているのかよくわからないが、それで「暗いところでは襲われるんじゃないか」とか言うようになるとようやくそれは強迫症状だ。

うつと強迫との関連は古くから指摘されてきたことで、クレペリン[1]は躁うつ病と強迫神経症の鑑別が難しいと述べた上で、強迫神経症が良好な予後をとった場合は躁うつ病を誤診していた可能性があるとすら述べている。精神分析からは、アーブラハム[2]が「メランコリーが強迫神経症と心理学的に近縁」であり、「患者のリビドーが対象世界から背反していく点に関しては同一」と述べるが、「メランコリー状態と強迫状態との分岐点については何も確認されていない」とする。

ある研究ではうつ病患者の3割が強迫症状を呈し[3]、また、強迫症患者の3割がうつ病（大うつ病性障害）を合併する[4]とされているので、うつ病と強迫症は3分の1くらいの症例が重複しているということになる。しかし、うつにしろ強迫にしろ、さまざまな病態に出現しうる非特異的な精神病理であり、両者が同一症例においてみられたからといって必ず何らかの関連があるといえるわけではない。

そもそもうつという状態そのものが、一定の感情状態に固着し、そこから脱出することができないというありさまをとることからして、強迫という現象と似通っている面を持っているということはできる。それは病像が容易に浮動し移り変わっていくような他の状態、たとえば躁状態やヒステリーと比較してみれば首肯しうることである。
ところがこの強迫がこのごろ何だかよくわからないことになっている。

強迫スペクトラムが強迫を破壊する

強迫はさまざまな病態に表れ、自閉スペクトラム症における強迫症状や神経性やせ症の強迫的傾向などについてよく言及されるのだけれども、戸締りしたのにまた確認してしまうとか、洗ったのに汚い気がするといった古典的な強迫症状と何か違うという違和感をずっと抱いてきた。

それはどうやら英語圏の１９９０年代以降「強迫スペクトラム」というくくりで強迫を捉え直そうという研究[5-8]が進んだせいだ。強迫を中心症状とする病態はフロイト以来、強迫神経症と呼ばれてきたが、ＤＳＭ－Ⅲで神経症概念が捨て去られたことで、強迫性障害という呼び名に変わった。それがＤＳＭ－５では「強迫症および関連症群」[9,10]となり、その「関連症」には、身体醜形症、抜毛症、ためこみ症、皮膚むしり症が列挙されるに至った。「とらわれ」と「繰り返し行為」という神経学的機制を背景に想定[9]

して強迫とその関連疾患を広くとらえようという強迫スペクトラムの構想は、「とらわれ」と「繰り返し行為」を中心に据えたせいで、古典的な強迫とは異なるものにどんどんずれていってしまったのだ。

クレペリン[1]、ヤスパース[11]、シュナイダー[12]の古典的な強迫の記述はまとめれば次のような事典の記載に集約される。「繰り返し、執拗に浮かんでくる思考や心的イメージ、衝動。これらを考えずにはいられないことを強迫思考という。（中略）通常患者はそれらの考えを不合理で馬鹿馬鹿しいと理解しているにもかかわらず、意識から排除することができない。強迫観念は患者にとって自我異和的で、受け入れがたいものであり、不安、不快、恐れを伴うが、それにもかかわらず、自我に属するものとして体験される」[13]。ここにみられる要素を箇条書きするなら、①反復性、②強制性、③不安の随伴、④不合理の自覚、⑤自我異和〈A〉性かつ自己所属性、ということになるだろう。

「馬鹿らしさ」の自覚こそ強迫のキモ

わたしの生まれる前の歌だが、クレイジーキャッツ、とりわけ植木等の『スーダラ節』、「わかっちゃいるけどやめられない」というのがまさに強迫のキモだと思うのだ

〈A〉「異和」は医学で長らく使われてきた言葉で、「親和」の対義語である。しかし国語辞典には「違和」しか載っていないので、「違和」が使われることが多くなってきたようである。

が、強迫スペクトラムからは、この部分がどんどん希薄化してしまっているのだ。

　もっとも『スーダラ節』の歌詞の内容はアルコールやギャンブル依存の文脈で、「わかっちゃいるけどやめられない」と困っているというよりは、ほんの一杯がはしご酒になっても開き直っているわけで、「わかっちゃいるけど」に力点がおかれるのと、それでも「やめられない」ほうに力点がおかれるのとではニュアンスが変わる。

　古典的な強迫では「わかっちゃいるけど」という葛藤が強く、バカバカしいと思っているのに考えてしまうとか、やってしまうという苦痛がある。ところが、摂食障害で摂取カロリーとか体重が特定の数字を下回らないと嫌なのは、本人にとってそれが気持ちいいのである。

　あるいは自閉スペクトラム症の人が机の上のものを一列に並べなければならないなどの「まさにぴったり感（just right feeling）」も「馬鹿らしいけど」という葛藤はない。青木ら[14]は発達障害における強迫様の症状を念頭に、強迫症状が自我異和的であるのに対して、「こだわり」は自我親和的であり、「強迫スペクトラム」に対して「こだわりスペクトラム」として理解できる一群の病態があるのではないかとしている。

　ただ、私見では、強迫スペクトラムには「こだわりスペクトラム」が大幅に侵入してしまっているのが現状で、むしろ「こだわり」と「繰り返し行為」というコンセプトになっている。体重が30キロ以上は嫌だとか、机上の物体をまっすぐ並べたいのは、「こだわり」であって、自我親和的というか、能動的にそうしたい色彩がある。抜毛症、ためこみ症、皮膚むしり症など能動的と言っていいかどうかは疑問だが、「本当はしたくないのだが」という葛藤はない。対して「とらわれ」にはとらわれたくないのにとらわれてしまうという、能動とも受動とも言い難い、いわば中動態[15]的なニュアンスが宿る。

ほら、「こだわり味のラーメン屋」には行ってみたいけど、「とらわれ味のラーメン屋」の看板があったら避けて通るでしょう。「す、すみません、すみません、ラーメンにプリンを入れちゃいけないってわかっちゃいるんですが、や、やめられないんです」

この「わかっちゃいるけど」という思考の側面を強調する古典的な強迫では、強迫観念が先にあって、続いて強迫行為が生ずるようにとらえられる。強迫行為がなくて、強迫観念だけの症例は珍しくないが、強迫観念を欠く強迫行為は単なる繰り返しの行為になるので、「まさにぴったり感」を求めた「こだわり」や、常同行為と言われるようなものになってしまうだろう。「繰り返し行為」を強調する強迫スペクトラムは、「こだわり」と「繰り返し行為」に特徴づけられる「強迫観念を欠く強迫行為」の方向に集約されてしまう。強迫スペクトラムに影響されたＤＳＭ－５[16]の強迫観念・強迫行為の記述では強迫の特異性が薄まり、「他の精神疾患の症状ではうまく説明できない」という付記の中に十数個の他疾患を例示しなければならない事態となっており、これは症状の記述に失敗している証左である。

本章で扱いたいのはうつにおける強迫症状、あるいはうつの代理症状としての強迫である。うつが基底にあるのだから当然それは葛藤含みの苦悩に満ちたものである。もしうつ病の強迫症状に葛藤が希薄だったら、認知症の合併を疑う。

2 強迫症から生ずるうつ

もっとも強迫症から二次的に抑うつが生ずることは珍しくない。とらわれたくないのにとらわれてしまうのだから、嫌になるだろうし、それが続けば参ってしまうのはよくわかる。たとえば、手が汚いと思うようになり、1時間ほども手洗いを続けなければ気が済まなくなった不潔恐怖・洗浄強迫の老年期女性患者。1時間の手洗いを1日に10回もせざるを得なくなると、手洗いのために生活が著しく制限され、抑うつ気分や希死念慮が出現する。仕事や家事ができなくなることで家族に申し訳ないなどと述べるとますますうつ病の病態と近い様相を呈するが、経過からしてあくまで抑うつは強迫から二次的に生じている。

　数年の不妊治療の甲斐なく妊娠を断念せざるを得なくなった40歳代の女性が、商店などで釣り銭をもらうと多くもらいすぎたのではないかと何度も店員に確認したり、道を歩いていると、自分が誰かにぶつかってそのせいで交通事故が起こったのではないかと家族に繰り返し確認するようになった。この症例もしばしば抑うつ状態を呈したが、強迫観念自体が自分が過失を犯したのではないか、しかもそれによって他人に損害や傷害を与えて迷惑をかけたのではないかと心配するという罪責的で抑うつ的な構造をとっており、それが落ち込みの要因となっているように思われる。つまり、その強迫観念はうつ病の罪責妄想のあり方とよく似ているのである。

　しかしながら確認強迫でも自己の過失から自責へという文脈とはずれた症例もある。50歳台半ばで再就職した仕事において多くの確認を要したのを機に、仕事とは関係のないさまざまなものに対して確認をするようになった男性症例。駅のホームと電車の隙間に「人が挟まっていないか」と駅員に確認し、ゴミ箱の中に何か落としたかもしれないと家人に確認を求め、浄化槽に物が落ちてしまったかもしれないと自ら中に入り込んで確認し、新聞で見た尋ね人が見つかったかどうかの確認のために消防署に何度も電話をする。この症例の確認には自分が失策を犯したのではないかといった懸念は乏しく、ただ気になるから確認しているだけなのである。確認することに本人の苦痛はなく、あまりにあっけらかんとしているため認知症の初期を疑ったが、その後、認知症に進展することはなく、診察室から退出する際に何か落ちていないかと当然のように確認していく。それはもう溌剌と確認していく姿を見ると、うつとの関係どころか軽躁状態が関与しているのではないかと思うほどである。

このように強迫症状がうつへと連なっていく場合というのは、強迫症状による生活障害が端的に抑うつを引き起こすという要因を除けば、うつ病で生ずる不安に類似した強迫観念やそこから罪責感が生ずる状態が典型的であるということができるだろう。

3 うつ病から生ずる強迫

49歳の女性は「お金を払ってないんじゃないかと心配」という主訴で受診した。地元の進学校を卒業し、23歳で恋愛結婚し、子どもが2人いる。次男は患者の臨床経過中に統合失調症を発症した。患者は43歳で離婚し、息子2人と暮らしていた。

49歳の2月、しばしば頭痛があった。7月、頭痛に替わって頭がボーッとするようになった。8月になると、朝起きると不安で、午前中、強い不安が続くようになった。夕方になって息子たちが仕事から帰ってくるとホッとした。億劫で何もやる気が起こらず、寂しくて、自分のやっていることが不安である。お金も払っているのに払っていないんじゃないかと心配になる。焦燥感、早朝覚醒も認めた．このため9月に当科を初診した。

うつ病の診断で最初に使った抗うつ薬では薬疹が生じ、しばらく抗不安薬とスルピリドで治療された。「お金を払うときが心配、確かにお金を渡したかどうか」「正確な金額を払えるかどうか、払ったかどうかが心配になる」という強迫観念を繰り返し訴え続け、支払いの不安で買い物にも行けなくなった。50歳の10月からクロミプラミンに変えたところ、億劫感は消失し、「お金が怖くなくなった」。

この患者の強迫症状は、払ったはずの支払いをしていないのではないかという強迫観念である。「未済」すなわち借りがあるというのはうつ病患者にとってはもっとも懸念されるところであって、それが強迫観念に結実している点において、まさに「強迫症状を呈するうつ病」である。その強迫観念、すなわち、確かに支払いをしたかどうかの不安は、買い物に行けないというように回避行動に帰結する。軽快してからいみじくも「お金が怖くなくなった」と患者が述べたように、「支払い恐怖」ともいうべき様相をとるわけである。

強迫と恐怖症は近縁でありながら、かたや強迫症状を用いて恐怖の対象から自己を防衛し、かたや恐怖を回避するという点から、近年の操作的診断では別の範疇に分類されている。しかし、欲動の低下するうつ病においては、強迫的懸念が強迫行為によって対処されるよりは、回避される方向となるのは理にかなっている。

強迫にせよ恐怖症にせよ、その背景にはときに焦燥を伴う強い不安が存在する。そして不安を介してうつ病とも関連し、抗うつ薬の有効性という点からもスペクトラムをなすと考えられる。

4 うつと強迫の内的関連

うつ病の病前性格として、従来、人口に膾炙してきたのは、テレンバッハのメランコリー親和型[17]であり、下田の執着性格[18]であるが、そこに包摂される、几帳面、秩序愛、規範や役割への同一化、対他配慮といった特徴が、強迫性、あるいはフロイトのいう肛門性格とあい覆うところが多いのはもはやいうまでもない。

しかし、もしうつ病患者と強迫症患者が似たような人格特性、あるいは実存的存在特性を持っているとしても、ある者がうつ病になり、ある者が強迫症になる理屈、すなわち「メランコリー状態と強迫状態との分岐点」についてはは確言しえない。

うつ病と強迫症状の関係については、強迫がうつへの防衛[19]であるとか、うつの代理症状として強迫が生ずるといった考えがあった。こうした考えは表面的にうつが生じない代わりに強迫症状が現れるということであり、そのようなことが起これば、一見すると強迫症だが実はうつ病だという病状になるはずである。強迫症でも薬物療法が奏効しない症例もあれば、抗うつ薬が著効する症例もあり、抗うつ薬がだめでも抗精神病薬が有効な場合もある。そこからすると、抗うつ薬著効例とは実はうつの代理症状として強迫を呈していた症例であり、抗うつ薬は強迫にというよりも背景にある抑うつに奏効して、結果として強迫症状を消し去ったのだと解釈することができる。ただ実際の症例において代理なのかどうかは検証困難であり、注意深い観察をもとに推測するに留まるしかないだろう。

うつ病と強迫症の共通因子

中嶋[20]は、子細に検討すると強迫症状のなかにうつ病の要素を見出すことができる症例を挙げ、メランコリー親和型性格に基づく典型的なうつ病に対して、こうした症例では病前性格として、潜在的な強力性、「何かの対抗力が現れたときにそれに対して顔を出す、いわゆる片意地の強さ」を挙げている。うつになるか強迫を呈するかの違いは、生来的な性格の水準において、強力性の程度、受動を能動に転換する契機をどれだけ持っているかの違いだけということになるのだろうか。

うつ病と強迫症に何らかの基本病態が共通して存在するのだとしたら、罹患した患者側の要因、すなわち患者の性格や実存的な存在様式によって、症状形成に差異が生ずるというのは妥当な仮説であろう。強迫的な性格だったから強迫症状を呈したという芸のない解釈ではあるが。

逆に強迫症の側からみた研究だが、強迫症の症状をクラスター分析したもの[21]がある。強迫症の症状をいくつかの仲間に分けられないかということである。因子Ⅰは、攻撃的・性的・宗教的・身体的強迫観念、確認強迫であり、広く不安症とうつに関連、因子IIは、対称・反復・勘定・整理の強迫観念で、双極症と広場恐怖症を伴うパニック症と関連、因子IIIは不潔恐怖、洗浄強迫で摂食症と関連していた。

因子Iは、うつ病妄想の罪責・心気主題におよそ重なるであろうことがみてとれるし、強迫がうつと関わるのはこの因子においてであろう。因子IIは双極症とパニック症に関連とされるが、自閉症スペクトラムとも関わりそうな内容である。因子IIIはよくわからないが、不潔恐怖と肥満恐怖がどこかで関わっていると考えるべきなのだろうか。

うつ病に生じる強迫観念の構造

阿部[22]はヤンツァーリクの構造力動論に準拠して、うつ病の症状構成について論じている。ヤンツァーリクによればうつ病の基本様態は力動の収縮（Restriktion）である。これは臨床像としては制止にあたる。力動の収縮はエネルギーとしての力動が枯渇したわけではなく、あくまで緊張を孕んで収縮し、本来の力を出せなくなっている状態である。人間の精神エネルギーをバネのようなものと考えてみよう。これがおよそ力動に当たるわけである。バネは伸びたり縮んだり撓んだり、まあ、ぽにょぽにょ動いて活動しているとする。これをぐっと縮めて金具かなんかで止めてしまう。バネは伸びようとする力を孕みつつも動くことができない。これが力動の収縮、つまりうつの状態である。

実際の臨床像のなかでは収縮した力動はさまざまな部分において種々の程度に緩んで、力動が一定の収縮を保ったまま不安定化し、それが「何かの病気ではないか」「破産してしまうのではないか」「悪いことをしたのではないか」といった不安・焦燥を形成する。そう、部分的に混合状態化するのである。力動というバネはひとつだけあるわけではなく、ベッドのマットレスのように幾つも並んでいるのだが、そのうち2、3個の留め金が緩んで、ぷるぷると震え出すのが不安である。また、一部解放された心的力動によって判断審級（超自我・自我理想）が過剰な負荷を受けると、判断審級から自我が責められ、さらに抑うつが強まって、ひいては「どこにもない病気になってしまった」「破産して、家族、親戚が路頭に迷う」「世界一の罪人である」といったメランコリー性の妄想に進展する。うーん、マットレスのバネの一部が弾けると、ベッドに寝ていた超自我さんが、突き上げられて、「このやろう」とさらにマットレスを押さえつける、ということですね。

この阿部の図式に強迫症状の布置を求めると、不安・焦燥と妄想との間に見定められる。そもそも不安とは対象のはっきりしない漠然としたものであるので、うつ病患者の「何かの病気ではないか」「破産してしまうのではないか」「悪いことをしたのではないか」といった懸念もさまざまに移ろいやすい。ところが、それが一つの主題に固着し、繰り返し執拗に訴えられると、うつに伴った強迫症状と描写されることになるだろう。およそこれがうつ病に生じる強迫観念といっていいのではないか。

しかしその強迫観念が強迫行為に進展するには、さらなる力動の一部解放が想定される。上述のように制止の強いうつ状態では、強迫行為にすら制止がかかるからである。一部解放された力動が判断審級に付加されるのではなく、強迫行為による不安への対処に向かうのは、人格特性の違いと考えるのがやはり妥当であろうか。

強迫行為に力動が備給されれば、制止症状はかなり覆われてしまうはずで、この場合、抑うつは後景に退いて、強迫症状はうつの代理症状とみなされることになろうし、その場合、強迫をうつ状態のなかに生じた躁的成分とみて、病態を混合状態としてとらえる観点もありえる。

5 うつと強迫の往復運動

このようにみていくと、うつから強迫が生じるのか、強迫からうつが継起するのかの判断は非常に難しい。次に示すのは、強迫とともにうつ症状も濃厚に認められた症例である。

57歳時に発症した女性で、主訴は「手洗いをやめられない」である。

6人同胞の第4子として出生し、19歳で恋愛結婚し、3子を儲けた。第1子出産後(25歳)、一過的に不潔恐怖、洗浄強迫が生じたが、自然経過で消退している。

57歳の年の1月から6月、風邪をこじらせ、臥床がちに過ごした。6月、風邪の軽快後に手が汚いと思い、30分から1時間の手洗いを1日に10回もするようになった。ドアのノブなどには触れられず、白手袋をして外出するようになった。

手洗いのために生活が制限され、抑うつ気分、希死念慮が出現した。翌年、うつ病の診断で総合病院精神科に約40日間入院した。希死念慮は改善したが、洗浄強迫は軽快しなかった。10月に別の総合病院精神科で、強迫症と診断され、クロミプラミンが投与されたが効果はなく、再び希死念慮が出現したため、パロキセチンの治験目的で、

59歳の2月から4月に入院した。治験薬が投与されたか、プラセボかはわからないが、投与4週間で手洗いが1日2時間程度にまで改善した。退院時にはトラゾドンが投与された。退院の2日後に息子の二世帯住宅に転居した。その後、抑うつ気分、洗浄強迫ともに悪化し、8月、転居先に近い当科に初診した。

約3カ月の入院治療を行った。抑うつ気分、精神運動制止、希死念慮を認めたが、手洗いは1日1回1時間に自制していた。クロミプラミンを使用し、入院1カ月半後には抑うつが改善し、手洗いも1日1回30分に減った。

退院後、1年ほどは抑うつが強まると手洗いが増えるという症状の変動はあるも、おおむね安定していた。61歳の秋からは抑うつは消失、62歳の2月頃から洗浄強迫が悪化した。種々の薬物療法に反応はなく、終日臥床していることが多かった。自覚的には抑うつ気分はないと述べ、動けないのは強迫による制縛と思われた。

63歳の年の11月から2カ月間の入院治療を行い、修正型電気けいれん療法（ECT）を施行した。ECT終了後には、洗浄強迫は改善した。その効果は半年ほど続いたが、再び手洗いが悪化し、それ以外は臥床がちの生活となった。本人の強迫のために苛立った夫が暴力を振るうようになったせいか患者の抑うつも深まり、強迫症状も増悪した。このため66歳の9月から1カ月半、67歳の4月から3カ月間の入院治療でEC

Tを行ったが、抑うつに対して若干の効果を認めるのみで、強迫症状はほとんど改善しなかった。68歳の6月、老人保健施設に入所し、9月、心疾患で急死した。

選挙演説中の候補者のような白手袋をしているのに、いつも迷子の子どものような不安そうな様子をしているそのギャップが印象的だった。若い頃に一過性に強迫症状を呈しているが、57歳に再発した折りには、洗浄強迫から二次的に抑うつが出現したようにみえた。その後しばらくは、うつと強迫はおおむね並行していてうつの症状として強迫があるようにみえた。しかし強迫が重症化してECTを繰り返し行うようになってからは、うつと強迫の関係は一定しなくなった。

軽うつ状態による倦怠感を「風邪をこじらせた」と本人が認識することがあると指摘されているが、本例でも強迫症状の発現に先立つ「風邪」が軽うつだったかもしれない。そのうつが深まった時に、うつの代理症状として強迫が生じたという解釈もあり得る。うつと強迫は鶏と卵のように因果の往復運動を起こしえる。さらにこの症例のように夫の暴力に反応したうつも加わってくると、うつの成り立ち自体も複合的である。こうした病因論的複雑さは老年期症例にしばしばつきまとう困難である。

6 こだわりがとらわれを癒す

「いらっしゃーい」。伊良部総合病院の薄暗い地下の神経科のドアを開けると甲高い声が聞こえてくる。色白で太った白いアザラシのような精神科医・伊良部一郎の診察室である。そうです、『イン・ザ・プール』にはじまる奥田英朗の小説、精神科医・伊良部シリーズ。精神科医が主人公のお話って、あまり多くはない。わたしの娘も幼稚園のころ、父がお医者さんだと知って質問してきた。「手術するの?」「しない」「注射するの?」「しない」。娘の理解の範囲を超え、それ以上の質問はなかった。精神科医にして殺人鬼ハンニバル・レクター教授なんてサイコーにカッコいいけれど、実物の精神科医はぜんぜんカッコよくないし、伊良部ほど変な人でもない。実につまらん人たちです。

伊良部は大病院の御曹司で、小児科医だったのだが、子どもと同じレベルでケンカしてしまうので、精神科医に転身し、どうも害がないように地下に幽閉されている節がある。そんな理由で精神科医になれると思われても困りますがね。そこにやってくる患者は何かにとらわれてしまった人々だ。伊良部は「マユミちゃーん」とミニの白衣の不機嫌な看護師マユミちゃんを呼んで、まずビタミン注射を打たせる。それから患者の悩みを聞くが、患者の訴えにまったく自分勝手な返答をし、思いつきの対策を講ずる。なにしろ思いついたら行動せずにはおれないのだ。

そんな伊良部に振り回されるうち、患者は自分がとらわれていることが馬鹿馬鹿しくなってくるという筋書きで、だから登場する患者はほぼ強迫症とその周辺。伊良部自身は何らかの神経発達症のように思われる。思いついたら行動するあたりは、強迫の葛藤がなく、欲求と行為が短絡しているので、とらわれている人からしたら自分が馬鹿馬鹿しくなってくるだろう。他方、伊良部にはこだわりはいろいろある。ビタミン注射は好きだし、マユミちゃんが患者に注射しているところを食い入るように見ているし。つまり、「こだわり」が「とらわれ」を癒す小説なのだ。ほんまかいな。

強迫症は本人が馬鹿馬鹿しく感じていたからと言って、そう簡単に症状がなくなるものではないというのが臨床的な実感である。そもそも馬鹿馬鹿しいのは「わかっちゃいるが、やめられない」のであるから。

だから治療について特異的な議論はない。うつ病の薬物療法と強迫の薬物療法はほぼ重複しているので、まったく方向の異なった治療のどちらを選択するべきかといった悩みは生じない。クレペリンも述べるように、うつ病に伴う強迫はうつが治るようには治るだろう。もっとも、うつ病にも難治例があるので、抗うつ薬治療がいつでも有効というわけではない。ECTは強迫への有効性はいまだ十分なエヴィデンスがない[23]が、難治例には適用を考慮するにたる治療ではある。

むしろ問題は病態の見極めだろう。操作的診断基準に慣らされた目は、現象を表面的に捉えることに留まって、新たな症候が生じるたびに振り回されかねない。現在生じている強迫症状がうつに由来するかどうかを判断するには、その強迫の生じるメカニズム、すなわち精神病理を推測する目が必要とされる。もし、その強迫症状がうつ病の一症状と見定められたなら、うつの治療をしつつ、症状の改善を待つことができるからである。臨床においては存外そうした治療者の「待つ」余裕が重要といま一度強調しておこう。

〈1〉Kraepelin, 1913
〈2〉Abraham, 1993
〈3〉Gittleson NL: The phenomenology of obsessions in depressive psychosis. Br J Psychiatry 1966; 112: 261-267
〈4〉Rasumussen SA, Eisen JL: Epidemiology and clinical features of obsessive-compulsive disorder. In: Jenike MA. Obsessive-compulsive Disorders: Theory and Management, 2nd ed. Year Book Medical Publishers. pp.10-27, 1990
〈5〉Hollander E: Obsessive-compulsive related disorders. Washington: American Psychiatric Press, 1993
〈6〉Jenike MA: Obsessive-compulsive and related disorders: A hidden epidemic. N Engl J Med 1989; 321: 539-541
〈7〉McElroy SL, Phillips KA, Keck PE Jr: Obsessive-compulsive spectrum disorders. J Clin Psychiatry 1994; 55: 33-51
〈8〉Yaryura-Tobias JA, Neziroglu FA: Obsessive-Compulsive Disorder Spectrum. Washington: American Psychiatric Press, 1997
〈9〉松永寿人：強迫スペクトラム障害の概念と意義そして問題点. 村井俊哉, 村松太郎編：精神医学におけるスペクトラムの思想. 学樹書院, pp.148-162, 2016
〈10〉多賀千明. 強迫性障害（強迫症）の概念と診断基準の変遷—DSM-5 を中心として. 精神科治療学 2017; 32: 293.
〈11〉Jaspers, 1948
〈12〉Schneider, 2007
〈13〉加藤 敏, 神庭重信ほか編：現代精神医学事典. 弘文堂, 2011
〈14〉青木省三, 北野絵莉子, 村上伸治ほか：精神科臨床と「こだわり」. 臨精医 2017; 46; 953-958
〈15〉國分功一郎：中動態の世界—意思と責任の考古学. 医学書院, 2017
〈16〉DSM-5
〈17〉Tellenbach, 1983
〈18〉下田, 1941
〈19〉成田善弘：強迫障害と抑うつ障害. 笠原 嘉, 松下正明, 岸本英爾編：感情障害—基礎と臨床. 朝倉書店, pp.48-54, 1997
〈20〉中嶋 聡：強迫神経症のうつ病近縁性についての一考察. 精神医学 1988; 30: 1197-1204
〈21〉Hasler G, LaSalle-Ricci VH, Ronquillo JG et al: Obsessive-compulsive disorder symptom dimensions show specific relationships to psychiatric comorbidity. Psychiatr Res 2005; 15: 121-132
〈22〉阿部隆明：うつ病者の語り. 加藤 敏編：新世紀の精神科治療, 第 7 巻—語りと聴取. 中山書店, pp.136-149, 2003
〈23〉Fontenelle LF, Coutinho ES, Lins-Martins NM et al: Electroconvulsive therapy for obsessive-compulsive disorder: a systematic review. J Clin Psychiatry 2015; 76: 949-957

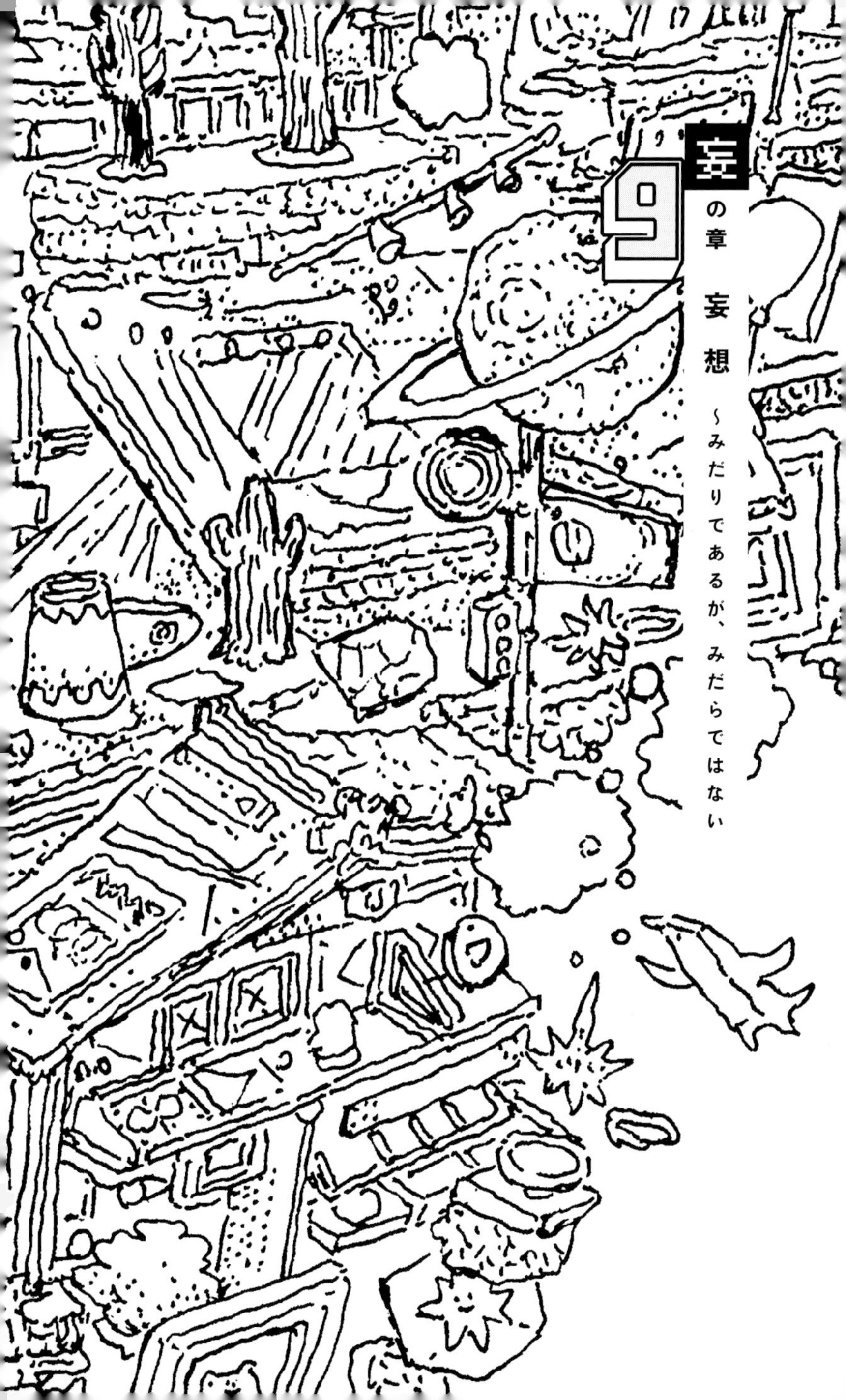

妄

9の章　妄想

～みだりであるが、みだらではない

1 妄想性うつ病は減っているか

臨床実習に来た学生に問うてみると、どうも妄想ってものがよくわかっていない。同級生のこいつが「実習グループのみんなが俺のことを悪く言っている」とか「俺は火星人だ」とか言ったとしたらそれは妄想か、と聞くと、そうだという。具体例を出せば妄想だと思うようだがどうもスッキリしないのは、医学用語ではなく、一般に言われる「妄想」が頭のなかにこびりついているのだろう。

ただ、「妄想」は日常生活でそれほど頻繁に使う言葉でもない。以前、大学の本屋で平積みされていた『妄想』というタイトルの翻訳小説が目についた。何だろうと思って手に取ってみると、表紙には原題も書かれていて、それは「オブセッション」だった。精神医学的に普通に訳せば「強迫観念」だが、ちょっとその辺の英和辞典を引いてみると「付きまとって離れない妄想〔欲望など〕」なんて最初に出てくるので、邦題として『妄想』というのもアリなのかもしれない。強迫観念からもだいぶ意味のぶれがあるし、妄想＝欲望という書き方も精神医学の用法とは相容れないのではあるが。

上述の『妄想』がサスペンスだったか推理小説だったかと思って、ネット書店で

「妄想」を検索してみると、当該書は「妄想」＝「性的な願望充足的空想」を扱ったマンガとかに埋もれて見つからない。「妄想〔欲望など〕」という記載は見事にそっち方面である。それならばもそっと格調高くこう言おう、江戸川乱歩の『人間椅子』のようなな。椅子に入り込んで、そこに座る女の温もりを味わいたい「妄想」。いや、これ空想に終わらず実行してしまう話だった。ご不快感を覚えられた女性読者の皆さま、お詫びをもうそう。

妄想はきちんと定義しようとすると大変なことになるのだが、バッサリと大雑把に言えば「誤った信念」である。そこに「妄想〔欲望など〕」の意味が混入してきたら学生の頭のなかは混乱状態だろう。

当然、うつ病の妄想も「欲望など」ではない。ま、実は患者は密かに、病気になり、貧困になり、他人から恨まれることを望んでいるのだなどというと精神分析っぽくはなるのだが、ここではそれは深読みということにしておこうか。

もう、そうそう妄想できない

ただ、うつ病の妄想を観察する機会が以前より減っている印象があるのである。妄想を呈した症例を思い返してみると、ことごとく老年期であり、壮年期の患者はほとんど思い浮かばない。妄想を呈するうつ病、すなわち妄想性うつ病は減っているのだろうか。

統計的にしっかりしたものではない大雑把なデータなら示せる。１９８０年代の自治医科大学附属病院精神科の入院症例を検討した阿部[1]の研究では３年４カ月の間にうつ病１０２名中、妄想性うつ病は20名（20%）であった。同じ病棟で２００９年からの１年間を調べてみると、うつ病50名、そのうち妄想性うつ病は６名であり、12%だった。

もちろん、同じ病棟とはいえ、この四半世紀に患者層はじめ諸条件が変化しているので、単純に比較はできない。阿部の研究では３年４カ月に１０２名の入院だったのが、２００９年では１年間で50名であり、これをみるだけでも病棟の回転率が上がっていることがわかる。

自治医科大学精神科では、１９９４年と２００４年の外来初診患者を比較したデータ[2]があるが、その10年間に患者総数自体がおよそ２・５倍に増加しており、しかも気分障害圏の症例の比率はおよそ１・９倍に上がっている。これは初診の統計ではあるが、再来も含め、外来の気分障害患者が増加していることが容易に推測されるのに対して、病床数は変化していないという状況で、妄想を呈するような重症の気分障害患者が他の医療機関に流れたという可能性を否定はできない。あるいはうつ病に対する啓蒙が進んで、妄想を呈する前の軽症のうちに治療が開始されているのかもしれない。

速度と効率性の求められる社会のなかで不安・焦燥優位のうつ病像をとることが多くなると[3]、うつが妄想に結実する前に自傷や自殺企図などの行動化によって事例化してしまい、結果として妄想を伴ううつ病がみられ難くなるということも考えられる。

2 妄想と気分

しかし、うつ（あるいは躁）から必然的に妄想が生じるかどうかには議論がある。操作的診断基準のもとで、躁うつ病が気分障害というくくりで診断されるようになると、妄想が前景に立って気分変動が目立たない症例が、妄想症のカテゴリーに振り分けられている嫌いがないとはいえない。そこで本章ではクレペリン以来の躁うつ病概念を念頭に、その妄想について論ずることとする。

DSM－IV[4]以降うつ病の妄想は「気分に一致する」か否かで分類されているが、妄想と気分が一致するとして、阿部[1]によればその関係は、①気分の障害が一次的にあって妄想がそこから生ずる、②妄想が一次的現象である、③両者ともうつの根本的事態の反映である、の3つが考えられる。

ヤスパース[5]はうつ病の妄想はその気分から了解できるという点から真正妄想ではなく妄想様観念だとしたが、気分の障害が一次的という考え方はこうした歴史に負っているといっていい。ところが同様の観点に立っていたシュナイダーは第二次大戦後、妄想が「ある程度まで抑鬱性気分変調から誘導して了解できるが、しかしこの抑鬱性気分変調自体は了解不能であり、心理学的にそれ以上遡ることはできない」[6]という考えに変わっている。

あくまで正常心理の延長線上にあるようなうつは妄想を呈するところまでいかず、妄想に発展する可能性のある了解不能な気分変調とは自ずと違うものであるとも換言できよう。

うつ病と妄想の関係

ふたつめの考えは、罪責体験を妄想の萌芽とみ、それをうつ病の中核に据える考え方[7]である。確かに、臨床的に判断の難しい病態に遭遇したとき、背景にうつ病があるのではないかと考える指標として罪責感を捉えるのはよくなされてきたことではある。

しかしながら、阿部[1]は１９５０年代のフォン・オレッリ[8]の罪責妄想の減少の指摘を引きつつ、自身の研究でも罪責妄想の減少傾向に言及している。そして現在においても罪責妄想が減少しているのではないかという印象は変わらない。上記の１年間の集計でも罪責妄想は多くない。罪責感がうつ病に遍く存在しているというのは単に精神科医の予断なのかも知れない。

加藤[9]は罪責主題の結実する悪の象徴系と心気・貧困主題と関連するケガレの象徴系を区分し、人類の文化史を考えたときに、むしろ心気・貧困主題のほうが根底にあるものとみている。

また、病前の人格に偏りがあり、それが妄想に寄与しているという見方もあり得る。主体は対象に同一化する一方で、対象から分離する自由性も保持していると考えられるが、躁うつ病患者では分離の契機を欠いたままでの対象との一方的な結合がみられる[10]。たとえば、われわれは会社に同一化して仕事に没頭することで貢献したりするが、いざとなれば辞めてやるとブチ切れることができる。ところが躁うつ病患者ではブチ切れることができず、一方的に会社に尽くしてしまう。そこで対象を喪失するという事態に陥ると、フロイトにいわせるなら、患者は何が失われたのかはっきり認識することができない。対象から離れる自由を持たないのだから、対象が失われても何が失われたのかよくわからないのだ。「患者は自分が誰を失ったかということは知っていても、その人物における何を失ったのかということは知らない」[11]フロイトは認知できない喪失から、制止と自尊感情の低下が生ずると論ずるが、失ったものが「何」であるか探求するところから妄想が生ずるともみることができよう。

あるいは宮本[12]は統合失調症は共同世界関連性、躁うつ病では自己世界関連性〈A〉をもつとまとめる。躁うつ病患者の思考がもっぱら自己に関わり、共同世界との関連において吟味されないのであれば（そうした様態をクランツはうつ病性自閉と呼んだ[13]）、それが躁うつ病妄想の成立機序と考えられる。

こうした考えは躁うつ病患者が病前からして特殊な資質をもっているということになるのだが、そこまで言わないにせよ、正常心理でもみられる抑うつと、通常は生じない妄想という布置からして、正常心理より一段深いところにある病理から、抑うつと妄想が生ずると考えるのが整合的ではないだろうか。これが第三の考え方である。

〈A〉統合失調症患者は、自分を迫害するコミュニティ、陰謀を巡らせる政府組織など、共同世界に関心を持ち、そこに妄想も生ずる。他方、うつ病患者の関心は家族や近所の人など、通常は自己世界に限局する。

3 一秒が長い

もっとも、うつの基本的事態とは何かについては諸説ある。時間性の障害がそのひとつである。そもそもはシュトラウス〈B〉の術語[14]であるが、フォン・ゲープザッテル[15]の有名な「生成制止」は、絶えず生成を続けるはずの時間が患者の体験においては停止してしまうことである。以下の症例はまさに生成制止を示す。

58歳の女性。2、3年前から仕事が忙しくプレッシャーを感じていた。56歳の5月より食欲低下し、1カ月で2、3キロ体重が減少した。6月下旬、精神科病院を受診し、うつ病の診断でパロキセチンを主剤とした治療が開始され、症状は改善し、57歳の8月には治療終結した。しかしその直後より、義母の病気の介護をすることになり、義母の回復後、58歳の1月に、不眠、意欲低下が出現、治療が再開され、アモキサピン中心の処方がなされた。経過は思わしくなく、薬が増え、5月には「薬のせいでボーッとしている」と夫も治療に不信感を抱くようになり、治療関係が悪化した。

6月ごろからは「家のなかで下水の臭いがする」と言うようになった。担当医を交替し、アモキサピンに加えて、7月からデュロキセチンを追加、表情は明るくなった

〈B〉エルヴィン・ヴァルター・マクシミリアン・シュトラウス（1891-1975）、ドイツに生まれたが、ユダヤ人のため1938年にアメリカに移住した精神科医。現象学的人間学の開拓に貢献した。

が、不眠などの訴えは変わらず、さらにミルタザピンが追加された。同医での治療に夫が不信感を募らせ、8月下旬からは睡眠導入剤以外は服薬しなくなり、9月末に大学病院を初診した。

無表情で、「落ち込んでいるという感じはしない」と述べるが「時間感覚がなくなって、時間が止まっているみたい。一秒が長い。どうしたらいいかわからない。発狂しそうな感じ」と訴えた。どうしたらいいかわからず、家の中をそわそわと歩き回り、睡眠導入剤を飲んでも眠った気がせず、食事も出されれば食べるが美味しくない。

薬をきちんと飲むことを約束してもらい、前医からの診療情報を得てから、デュロキセチンを開始し、最大用量まで増量したところ、2カ月ほどで、睡眠・食欲が回復、表情も自然になった。〈時間が経たない感じはまだあるか〉と訊くと、「5分が長くても、イライラすることはなくなった」と答えた。

うつ病の特殊相対性理論

「5分が長い」のは日常的にはありえる感覚だが、「一秒が長い」は日常的な時間感覚を逸脱しており、尋常ならざる事態が生じていることを示唆する。これは兼本からの受け売りだが、人間の時間感覚は一秒を境にして別の系で統括されているらしく、同様の考えを平井がベルクソン哲学のほうから述べているという。[16]

つまり、感覚のクォリア（主観的な質感）は2〜20ミリ秒の単位で統合（ベルクソンの術語では凝縮／縮約）されているが、「今」という感覚は0・5〜3秒の単位で起こるさまざまな感覚のクォリアをさらに凝縮して成立するという。[17] とすると「一秒が長い」というのは「今」という感覚が成り立っていないということを示しているのだろう。

強力とされるデュロキセチンとミルタザピンの併用[18]〈c〉までなされながら薬効に乏しく、抗うつ薬の服用をやめてしまってから、時間感覚がなく、時間が止まってしまったと述べた症例である。興味深いのは、このとき患者は抑うつ気分を否定し、主観的にはもっぱらこの時間体験の障害が訴えられ、あたかも抑うつ気分の基底にある時間障害が露呈したかのようにみえたことである。

ここで当然脱線するわけである。いろいろあるけど、まずは『サイボーグ009』島村ジョーの能力は加速装置。奥歯のあたりにあるスイッチを入れると、時間が止まったかのように速く動くことができる。彼より新型のサイボーグと戦ったとき、他にどんな能力があるのか訊かれて「あとは勇気だけだ」言ってみたいセリフだが、

〈c〉精神薬理学者のストールは作用機序の異なるベンラファキシンとミルタザピンの併用を難治性のうつ病の治療として用い、その効果の強さから「カリフォルニア・ロケット燃料」と名付けた。同効薬のデュロキセチンとミルタザピンの併用を、滑稽五行詩リメリックの発祥地といわれるアイルランドのリメリックの研究者たちが「リメリック・ロケット燃料」と呼んでいる。いずれも実際は大気圏離脱するほどの効果があるわけではなく、この名称はもう廃れたかもしれない。

人生これまで言う機会はなかった。喉元まで出て来ているんだから、訊いてよ訊いてよ、言うのか言わないのか答えるから。「あとは言う気だけだ」

それから『ジョジョの奇妙な冒険』第3部の空条承太郎。彼のスタンド能力は速く動けること。宿敵ＤＩＯの能力は時間を止めること。承太郎もどんどん速度を速め、ついに時間停止に至る。ただしごく短い時間だが。最高に速いことは時間が止まることなのだろうか。時間を止める能力ったって、周囲の時間を止める能力であって、自分自身の時間は動いているのだ。承太郎の場合、その自分自身の時間がごく短い間だけ周囲の時間を止められるのだ。

そもそも周囲の時間が止まっているのだから、自分自身の時間に長いも短いもないんじゃないだろうか。周囲の時間はゼロ秒なのに時間を止めた者はそのゼロ秒に無限の時間を体験する。ああ、ゼロ秒が長い。次のゼロコンマ何秒かの後、ＤＩＯは無限の時間を体験して年老いて死んでいるんじゃなかろうか。

あ、彼は不死身だったっけ。特殊相対性理論によれば光速に近く速く動けばどんどん時間の進みは遅くなる。光速に到達すれば時間は止まる。ただしそれは動いている人の時間を、動いていない観測者から観測した場合であるが。

時間を止めてしまえば、余裕で戦えるというのが『ジョジョ』においての戦闘法なのだが、われわれの患者は時間が止まったときに、余裕じゃなくて、焦っている。焦ってそわそわと家のなかを徘徊している。止まっている時間とは周囲の世界の時間ではなくて、自分の時間だからである。自分の時間が進まない間に世間の時間はどんどん進んでいってしまう。一秒が長いというその一秒は世間の一秒ではなくて、自分の一秒である。自分の一秒は進まないのだ。

すなわちうつ病の心理は特殊相対性理論である。焦って気が急いて、光速に達すると時間が止まる。時間が止まれば一秒への道のりは長いぞう。

「私」の空虚化によって時間性は閉鎖する

はい、止めた時間を戻して話を進めます。

フォン・ゲープザッテルの示す症例[15]〈D〉は、「一秒たった」「一秒たった」と考え続けねばならず、常に追い立てられているという症状を示し、時間が止まるという生成制止に対して、強迫的に対抗しているのだとする。時間が止まってしまったので、時計を見て「一秒たった」と確認を繰り返して、なんとか時間を進めようとしているのである。なんというか、手動で時間を進めようとしているというか、大変な努力だ。こ

〈D〉「提示するのは20歳の女性で、彼女と同様にメランコリーに罹患した母親の看護に引き続いて、激しい体重減少、不眠、食欲不振、不安性の興奮、意気消沈を呈する内因性うつ病を呈した。全体として、彼女の病気はいわゆる躁うつ混合状態の病像で経過したが、それはおよそ以下の患者の自己陳述よりみてとることができる」と記してからゲープザッテルはこの症例の陳述を長々と引用している。

れに対して上述の患者は生成制止そのものを訴えているようだ。「取り返しが付かない」「後の祭り」[13]といった言説は、純粋な時間障害にさらに生活的あるいは生活史的な修飾が加わったもののように思われる。つまり自分の時間が止まっているということを、生活のなかの言葉で述べている。

生成制止に陥った患者は「実存の空虚」にあり、まずもって「私」が空虚化する。すなわち「私はできる（Ich kann）」という、時間性に根ざした可能性が閉ざされ、「不能」（Nichtkönnen）となり、自己は疎隔化してしまう。[15]本症例は、この状態を「どうしたらいいかわからない」と述べているようだ。

フロイト[11]は、喪とメランコリーはともに制止を示しながらも、喪ではみられないのが自尊感情の低下であることを指摘している。また、宮本[12]はうつ病の三大妄想の中で、基本的・中核的なのは貧困妄想、とりわけ貧困主題を含む破滅妄想であるとしているが、破滅の主題は煎じ詰めれば、自分がだめになるということに行き着くわけで、「私」が空虚化するという上記の議論とよく呼応する。罪責妄想も心気妄想も、道徳的に、あるいは身体的に自分がだめになると捉えれば破滅妄想の亜型と位置づけることもできよう。

古茶ら[19]はクレペリンがその教科書第5版[20]で独立させた（退行期）メランコリー概念を

再評価し、うつ病とは別の類型として呈示する。古茶らの「メランコリー」の基底にあるのは否定的自己価値感情で、うつ病でも気分から了解可能な優格観念や妄想様観念がみられるにしても、いわゆるうつ病三大妄想は原不安の露呈として「メランコリー」に特徴的なものだとする。

彼らの議論は、従来、内因性といわれた病態を漠然とした現代のうつ病概念から再び抽出する試みであるという点で本章の問題意識と相通ずるところはあるが、類型と断っているとはいえ、うつ病と別の類型として区分してしまうのはいきすぎではないだろうか。

4 うつ性の受け入れと妄想

前に述べたように阿部[1]はうつ病の妄想の発現や展開について、「うつ性の受け入れ」という観点から論じている。うつ性の受け入れの様式には、①そのまま受け入れる、②うつ性の責任を自らに帰す、③他者にうつ性の責任を転ずる、の3通りが考えられ、②は自責に由来する被害妄想や微小過失に基づく三大妄想、③では自責を伴わない心気・貧困・被害妄想を生じる。

阿部はさらにこうしたうつ性の受け入れの違い、妄想発生の有無を病前性格に帰す構想を提示する。阿部は躁うつ病の病前性格を、メランコリー性格（テレンバッハのメランコリー親和型のうち弱力性のもの）、執着性格、マニー性格、循環気質、未熟性格の5類型に分類し、妄想を形成しやすいのは執着性格と循環性格であることを指摘している。

また、うつ病妄想の発生機状態を詳細に分析し、妄想性うつ病と非妄想性うつ病の分岐点を指摘する。[1] 抑うつ状態が生じたとき「体がなんとなくだるい」「もう働けない」「みなに迷惑をかけてしまう」といった言明は、精神運動制止を反映した自己の精神状態についての正しい言明とみなされる。非妄想性うつ病の場合は、そうしただめになった自己をそのまま受け入れるだけだが、妄想性うつ病の場合はそこから「どこにもない病気にかかった」「自分のせいで一家が破産し、親類のものまで勤めを辞めさせられた」「世界一の罪人だ」などといった妄想を発展させる。それは微小妄想といわれる内容でありながら、過大な訴えられ方がなされ、その過大さが妄想的である。これまで何度も述べてきたが、これを阿部は「負の誇大性」と称する。

妄想性うつ病の典型例

妄想性うつ病の平均的な症例を一例呈示してみる。

45歳の男性。地方都市の三代続く商店の家庭に生まれた。小さい頃はいじめっ子であった。東京の大学を卒業し、同業の大手商店での2年間の見習いののち24歳で家業を継いだ。その頃から、抑うつ感や億劫感が生じ、近医を受診し投薬を受けたところ、1カ月ほどで軽快し、内服は中止した。しかし、その後も、仕事や近所付き合いなどのストレスを契機に1カ月弱ほど抑うつを呈することが年に2、3回あり、ときに近医で処方を受けていた。

45歳、大きな取引が成功裏に終わったが、取引相手に対して非常に気を遣った。そのあと、抑うつ気分、意欲低下、希死念慮が生じ、総合病院精神科を受診した。「仕事で取り返しのつかないミスをしてしまった。申し訳ないことをした」「近所であいつはおかしいと言われている」「はめられている」などという妄想が認められた。

パロキセチンなどで治療開始されるも改善なく入院となった。入院当初は「この病棟の患者さんの中にヤクザがいる」といった妄想が持続した。トラゾドンにリスペリドンを併用して、妄想は消退したが、軽躁状態を呈し、病棟を仕切るような言動が現れた。気分安定薬の投与で改善して退院した。

その後、うつ病相で2回、躁病相で1回の入院歴があるが、妄想の出現はみていない。診断は双極症Ⅰ型ということになる。

仕事で何があったのかはよくわからないが、大きな取引を終えて著しく気が抜けて「もう働けない」といった気分になったのであろう。しかし仕事で疲弊した自分をただそのままの形で受け入れることはできず「取り返しのつかないミス」などと負の要因が誇大化する。もっともここではまだ「申し訳ないことをした」という罪責的な感情が伴っている。また、申し訳なく思う自分にはそれでもまだ威厳が伴っているともいえる。

「近所であいつはおかしいと言われている」では、そういうだめな自分は負の要因によって近所の注目の的となるというように、やはり負の誇大性が付加され、「はめられている」に至って、悪いのは自分ではなく、外在する加害者がいることになってしまう。

「もう働けない」という言説は患者の主観的体験を反映したもので、一人称特権が成立し、その真偽について他者が云々できるものではないが、「取り返しのつかないミス」「申し訳ないこと」「近所の噂」「はめられている」といった言明は公共的領域に入り込み、他者が常識的基準に照らして誤っているとか、不適当な発言と判断しうるものとなっているわけである。[21]

一人称特権は妄想の治外法権

ここで妄想というものの定義しがたさに触れた議論が出てきた。常識に反した考えをすべて妄想としてしまうと、妄想かどうかは多数決で決めるということになり、科学の一分野としての医学の立場からははなはだ具合が悪い。「地球が太陽の周りを回っているだって、ふざけんな。妄想だ」と言われたガリレオは、さぞやつらかったでしょう。

一人称特権というのは哲学用語で、これもまた哲学のなかではさまざまな議論があるようだが、「わたし」にしか確言できないこと、それを述べることが一人称特権である。「こんな変な本の編集をさせられている君の窮地を見てわたしの胸は痛んでいる」などというのがそうだ。「嘘こけ、冷血漢のくせに。だいたい胸を痛めているようには見えねえ」とあなたは言うことはできる。しかしわたしが胸を痛めているのはわたしの主観のなかで起こっていることであり、他人であるあなたに否定する権利はない。つまり一人称特権が成立する。

あなたが「そうは見えねえ」と言うのも感想であるかぎりにおいて一人称特権である。一人称特権が成立する範囲の言明を妄想とすることはできない。だが、あなたが「お前が俺のことを憎んでいるのはわかっているんだ。俺のいないときに社に来て俺の悪口ばかり言っているだろう」などと言うと、それはもう金原出版で聴き込み調査をすればわかる公共的領域に踏み込んでいるし、わたしのあなたへの感情という一人称特権を認めないことで妄想といえる。

同様に「わたしは時間を止められる」も一人称特権である。だから妄想ではない。嘘だと言ってもムダである。時間を止めるとあなたも止まってしまうのだから、あなたには気づけない。止めている間に本書をすべて書き上げて、ほらとあなたに見せれば、さすがにあなたも妄想ではないと思うかもしれないが、いかんせん、時間を止めるとわたしも止まってしまうので何も書けない、ごめんなさい。

このように妄想の定義は難しい。一人称特権はなかなか上手い考えだが、「わたしは時間を止められる」を妄想と断ずることができない。結局、それは非常識なことを述べているから妄想というしかない。実に難しい。

うつ病妄想におけるパラノイア性語りとメランコリー性語り

さて、もう一度、止めた時間を戻して話を進めます。

加藤[22]は、人間の語りを、自己の主張や復権を企てるパラノイア性語りと、自己の挫折や喪失を嘆き苦悩するメランコリー性語りに大別する。人間の語りにこの2つしかないわけではないが、自己が危機に陥ったとき、ひいては社会が危機に陥ったときに、この2つの系統の語りが出現しやすいと考える。というのも、両者は自己のパラノイア性の要素とメランコリー性の要素に起源を持つと考えられる[22]からである。

パラノイア性の要素〈E〉とは、人間が自己のまとまりを得る際に他者の心像を取り入れ、あたかもそれを自己であるかように（妄想的に）認知するという自己の成立機序[23]に由来し、メランコリー性の要素とは人間が言語の秩序〈F〉にはいるときに決定的に何かを失うという、構造的にメランコリーの体制を強いられた存在[24]であることに依拠している。

うつ病妄想においてはこの2つの語りが端的にみられる。というのも「不能」に陥った自己という喪失を嘆き、そのような自己の復権を企てるという動きが当然生じ

〈E〉パラノイアという術語の歴史は古い。妄想を単一症候的に呈して、統合失調症とは一線を画する病態をいうが、そのような疾患が存在するのか、あるいは結局は統合失調症の一部なのか決着はみていない。ただ、ここでの用法は、「妄想を主病態とするもの」程度の意味であり、ラカンが「パラノイア的認知」と称したものである。赤ん坊のころ、われわれは手も足もバラバラでまとまりのないものとしか認知できていないと想定される。母親をはじめ身近にいる他者の姿から自分もそのようなまとまりを持った存在であろうと何の根拠もなく信ずることで、われわれは自己のまとまりを得ていくと考えられるが、その信念は妄想のようなものである。

てくるからである。

また、阿部は、自責が弱く、病初期に状況反応的に自己関係づけや被害妄想を呈する一群があることを記述している。上記の例も先行する軽い抑うつを度外視すれば、これに当てはまるだろう。こうした症例は、最近はあまり使われなくなった術語だが、抑うつ性パラノイド（depressive paranoids）といわれるものである。こうした症例では自己の復権を企てるパラノイア性語りが初期に顕著に現れるといえる。

いずれにしても妄想の背景にうつ病の基本的な病態があるという見方からして、この妄想には抗うつ薬が効くはずである。筆者の経験では診立てさえ間違わなければ、抗うつ薬療法で大方何とかなるという印象を持っている。しかし、最近はオランザピンなど新規抗精神病薬少量を追加されることが多いようだ。新規抗精神病薬の抗妄想作用が有効なのか、抗うつ薬への付加療法としてこれが有効なのかは不明である。

5 意識野の解体としての妄想

さらにうつ性の受け入れという機制のほかに妄想を促進する因子があると思われる。

〈F〉幼児が言語を習得すると、もはや言語というシステムの介在なく世界を認識することはできない。あたりが暗くなるとそれは「夜」であり、「昼」の反対である。世界をすべてそのような言語の秩序のもとに認識せざるを得なくなる。そのとき何を失うのか。いろいろな解釈がありえるが、木材が組み合わされた物体を見たときわれわれは「椅子」という単語抜きで見ることはもうできない。その物体そのものの実在が失われていると言える。同じように言語に侵食されていなかった自分も失われる。ラカンはこれを斜線を引かれた主体、$（S barré）と呼ぶ。わたしたちは均なみに「わたし」をなくして憂鬱なわたしなのである。

それはエー[25]〈G〉のいうような意味での意識野の解体である。エーの考え方では躁うつ状態から幻覚妄想状態は一連の意識野の構造解体〈H〉の階層を示すに過ぎない。

かつて興味深い症例[26]を経験した。連続テレビ小説のように毎日続く夢の訴えである。うつ病の67歳の女性。1年強、漫然とスルピリドを投与され軽快しなかったが、パロキセチンを開始したところ、毎晩の夢の内容が連続している悪夢を見るようになった。まずはじめの数日は「山の中に捨てに行くから早く帽子を被りなさい」と言われ、山で火あぶりにされ、燃えている自分をもう一人の自分が見ており、煙になった自分が上空に登っていくというものである。最後は「死ねてよかったな」と思うのだが、怖い夢であり、その恐怖は日中も続いていた。次の数日間の一連の夢は、怪しげな宗教団体員が勧誘に来て、長男が入信してしまい、自分は入信しないので、「追いかけろ」「殺せ」と納屋のようなところに追いつめられ、宗教団体員が長男に患者を「殺せ」と命令する、というものである。

夢の内容が一段落するあたりで、「○○さんが宗教の悪い人を連れてきた」などと言いだし、喪服を着て「もとの職場へ帰るんだ」と徘徊し、交番に助けを求めて警察官に保護された。その後一睡もせず、「食事に毒を盛られる」といって、拒食し、入院となった。

〈G〉アンリ・エー（1900-77）、フランスの精神科医。器質論と心因論を融合した器質力動論を唱えた。

〈H〉エーは単一精神病論の系譜にあって、意識野の構造が解体していくその進度によってさまざまな精神疾患が生ずると考えた。意識野とは精神活動が繰り広げられる舞台のようなものと考えておけばよいのではないか。意識野の解体が深まるにつれ、躁うつ気分変調、離人症体験、幻覚妄想状態、緊張病症候群、夢幻様状態、錯乱状態と精神状態も解体していく。

時間経過としてパロキセチンの副作用で悪夢を見たと推測されるのだが、うつ病自体の病態や、加齢の影響などが複合的に関与していたと考えられる。悪夢の中の恐怖が日中の生活に侵入し、さらには悪夢の内容に沿って実際の行動をとってしまった。夢の内容について患者ははっきりと罪責的な意味づけはしていないが、山に捨てられ火刑にされるというテーマからは罪責主題が透けてみえる。

次の「追いかけられる夢」も、実際、宗教団体の勧誘を断り、そのことを気にしていたという生活史上の事実を踏まえると、罪責的なニュアンスがあり、抑うつの徴標といえる。しかしこの体験はかなり情景性を持ったものであって、エーの用語でいえば朦朧–夢幻状態[25]にまで達していたとみることができ、うつ病の典型的な病態を逸脱する。

そもそも夢とは常に、覚醒した時点から振り返って、睡眠中に「見た」という形で過去形として体験される。この症例は確かに睡眠中に夢を見ているのであって、覚醒時に夢を見ているわけではないが、毎晩連続する夢とは、過去形で語られるべき夢が覚醒時を架橋して現在時制のものとなってしまっているというべきだろう。

クレペリンの時代より、うつ病が時として錯乱性ないしせん妄性の要素を持つことが知られていたが、薬剤の影響ではなくとも、内因の何らかの変動で、意識野の構造解体が進めば、妄想は出現しやすくなると考えられる。端的にいえば、そうした病態のひとつが、非定型精神病であり、混合状態もまたそうであろう。また、うつ病の妄想が老年期に多いとすれば、加齢性の脳の器質的変化や認知症の病態の混入が意識野の構造解体傾向を促進していると推測でき、うつ病－認知症移行領域[27]の問題圏となる。

躁的防衛としての妄想

同様の指摘は躁病にもできるのであって、宮本[12]は統合失調症の「妄想構築」に比して、躁うつ病では平坦な「妄想画面」の域を出ないと述べているが、さらに躁病の妄想に限っていえば、より断片的な「妄想画像」というところだろうか。ありきたりの躁病の症例を呈示する。これも老年期である。

温泉旅館の社長として精力的に仕事をしてきた男性で、65歳になって社長職を息子に譲ったが、その年の暮れ、実弟の死去、糖尿病、関節リウマチの指摘などの出来事が重なった。さらに父の法事を控えて、翌年1月下旬頃から、昔のことを延々と話したりつじつまの合わないことを言うようになったとのことで、内科医院から総合病院神経内科に紹介となった。不眠、多弁を認め、父の法事にアメリカ大統領が来るとか、娘が韓国に嫁いでいるのだが、韓国の姻族がチャーター機で来るなどと言う。仕事場では次々にいろんなアイディアを思いついては、韓国語に訳せとか、商工会議所へ持って行けなどと指示するが、内容はくだらないことばかりで、指示に従わないと怒るが、放っておくと忘れてしまう。神経内科初診までの経過は約二週間である。

脳器質性疾患が疑われ、神経内科で入院精査されたが異常なく、精神科にコンサルトとなった。精神科医の診察においては、いかに旅館業を苦労してやってきたか、それがいかに多忙を極めたかといった話をし、従業員を杖で叩いて仕事させてきたなどと自慢げに語る。また、自分は一晩も入院していれば十分だなどと言う傍ら、こんなきれいな病院で、看護婦さんもきれいで一生いてもいいなどと機嫌がいい。躁病の診断でハロペリドール、バルプロ酸の処方と、仕事を完全に息子に任せることで、状態は改善した。

妄想とはいっても、父の法事に大統領が来ると言い張るとか、くだらないアイディアをさもよいものと思うとか、確かに高揚した気分が影響していることは確かだが、その気分が体系化された妄想を生み出す原動力にはなっていない。背景には自身の死を示唆する同胞の死や病気の罹患があり、躁的防衛のメカニズムが働いていることはみやすい。

うつ病の妄想が、十分に論理的推論によって形成されているのではないにしても、一定の論理的展開をしているのに対して、躁病の妄想はむしろ論理的推論の緩みによって生じているという印象は、これが意識野の解体から生じているという所以である。

意識なんて言葉も仏教由来だったはずだが、妄想も仏教由来らしい。仏教用語が精神医学用語に流用されるようになった経緯はわからない[12]が、サンスクリット語のヴィカルパ、パリカルパなどの訳語として中国経由で日本でも古くから使われている語だそうだ[28]。その意味は「虚妄な想念であり、妄りな分別構想作用」だという。「妄り」は「みだり」と読む。ここでは仏教思想をきちんと理解して言わなければ申し訳ないような気がするが、平たく平たく言えば、つまり、きっと「誤った考え」ということではないかしらん。

明治時代にドイツ語のヴァーンだったか、英語のデリュージョンだったか、はたまたフランス語のデリールだったかはしらんが、それを訳そうとして「誤った考え」、それならば「妄想」か、と誰かが考えたのだろう。ここで参照した仏教の「妄想」の解説[28]では「『妄想』の適用は仏教内に限らない。『妄想』は、民衆の間に広まって、猥雑なニュアンスを帯び、『淫らな思い』とか『うわごと』という意味でも用いられた」

と記されている。この用法は意外と歴史が深いようだ。時間を止めて男の子たちがしようと思うようなことも、たいがいこの「妄想」だろうしね。

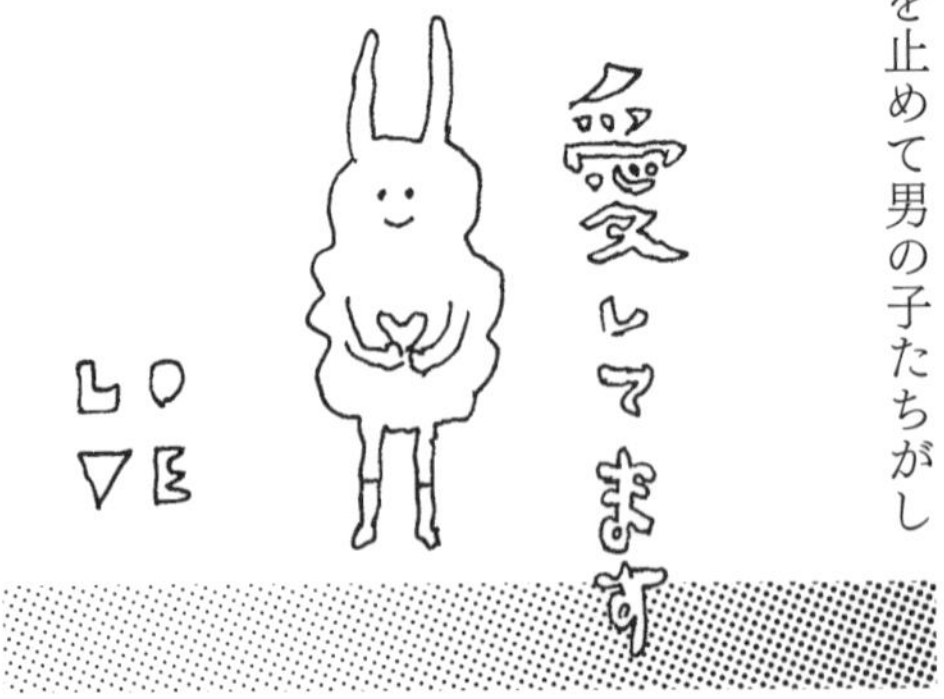

〈1〉阿部, 2011
〈2〉利谷健治, 小林聡幸, 大澤卓郎ほか：統合失調症初診症例は減少しているか？―大学病院・総合病院精神科外来での初診割合の調査. 精神経誌 2006; 108: 694-704
〈3〉加藤, 2013
〈4〉DSM- IV -TR
〈5〉Jaspers, 1948
〈6〉Schneider K: Über den Wahn. Georg Thieme Verlag, 1952（平井静也, 鹿子木敏範訳：今日の精神医学―三つの小論. 文光堂, pp.31-72, 1957）
〈7〉Glatzel J: Endogene Depression. Stuttgart: Thieme, 1982
〈8〉von Orelli A: Der Wandel des Inhaltes der depressiven Ideen bei der reinen Melancholie. Schweiz Arch f Neurol u Psychiat 1954; 73: 217-287
〈9〉加藤・宮本, 1995
〈10〉加藤 敏：人間学. 笠原 嘉, 松下正明, 岸本英爾編：感情障害―基礎と臨床. 朝倉書店, pp.163-173, 2006
〈11〉Freud, 1917
〈12〉宮本, 1982
〈13〉木村 敏：いわゆる「鬱病性自閉」をめぐって. 自己・あいだ・時間―現象学的精神病理学. 弘文堂, pp.36-59, 1981
〈14〉Strauss E: Das Zeiterlebnis in der endegenen Depression und in der psychopathischen Verstimmung. Mschr f Psych u Neur 1928; 68: 640-656
〈15〉von Gebsattel VEF: Zeitbezogenes Zwangsdenken in der Melancholie. Prolegomena einer medizinischen Anthoropologie. Berlin, Göttingen, Heidenberg: Splinger-Verlag, S.1-18, 1954［以下, von Gebsattel, 1954］
〈16〉兼本浩祐：普通という異常―健常発達という病. 講談社, 2023［以下, 兼本, 2023］
〈17〉平井靖志：世界は時間でできている―ベルクソン時間哲学入門. 青土社, 2022
〈18〉Meagher D, Hannan N, Leonard M: Duloxetine-mirtazapine combination in depressive illness: The case for Limerick ‘rocket fuel’. Ir J Psych Med 2006 ; 23: 116-118
〈19〉古茶大樹, 古野毅彦：退行期メランコリーについて. 精神経誌 2009; 111: 373-387
〈20〉Kraepelin, 1896
〈21〉熊﨑 努：妄想と一人称特権. 臨床精神病理 2008; 29: 61-71
〈22〉加藤 敏：人の絆の病理と再生―臨床哲学の展開. 弘文堂, 2010
〈23〉加藤 敏：ラカン. 小川捷之, 福島 章, 村瀬孝雄編：臨床心理学大系 16. 金子書房, pp.281-305, 1990
〈24〉加藤 敏：死の欲動と構造的メランコリー. 構造的精神病理学―ハイデガーからラカンへ. 弘文堂, pp.245-256, 1995［以下, 加藤, 1995］
〈25〉Ey H: La Conscience, 2e éd augmentée. Paris: Presse Universitaires de France, 1968（大橋博司訳：意識 1. みすず書房, 1969）
〈26〉山内美奈, 小林聡幸, 加藤 敏：Paroxetine 投与後, 連日の悪夢にひきつづき夢幻様状態を呈した老年期うつ病. 精神科治療学 2006 ; 21: 299-305
〈27〉加藤 敏, 小林聡幸：うつ病―認知症移行領域―うつと認知症の症状発現の関連. 精神科治療学 2005; 20: 983-990
〈28〉佐々木容堂：妄想の一考察. 禅学研究 1983; 62: 26-49

10の章 焦燥

～じりじりと焦げつく時間

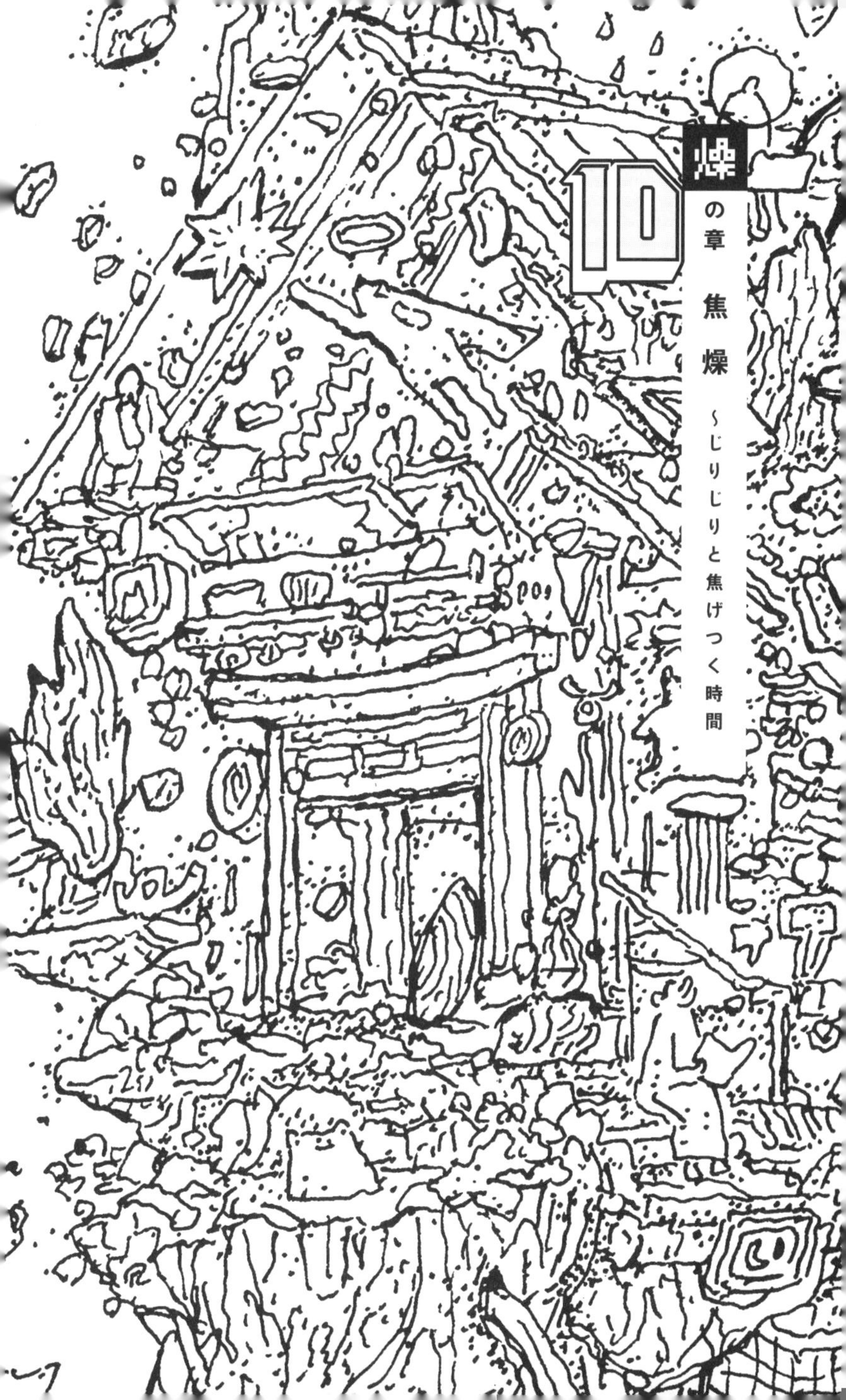

1 うつ病の「ひみつ」

世界の秘密を知りたいですか。

実はこの世界は偽の世界で、本当の世界は『不思議の国のアリス』の不思議の国なんですよ。不思議の国の住人たちのアバターがこの地球の人間であって、つまりハンプティ・ダンプティとかが本物、そのアバターである地球の人間はまあ影のようなもので、本物が死ぬとアバターも死んでしまうのです。というのは小林泰三の『アリス殺し』に始まる〈メルヘン殺し〉シリーズ。いうなればプラトンのイデア論の焼き直しのようなものだが、この類の「世界の秘密」というのは、陰謀論などとも親和的だし、妄想で語られてもおかしくはないようなものだ。

それよりも理系のわたしとしては、世界は$E=mc^2$でできている、などというほうが気持ちがいい。だいたい社会科が嫌いだった。暗記ばかりのうえに、覚えるための論理的道筋に乏しいからだ。「遣唐使やめっぺさ、白紙に戻すんなら今年だっぺ」などと朝廷で相談していたわけではないからである。

数学や物理学は公式を覚えておけばそれを使って演繹できるからいいけど、秋田市の人口が何万人で、主要産業が何かなんて、歴史とか地勢とかを踏まえれば大雑把な論理はあるかもしれないが、闇雲に暗記するしかない。それが苦痛。そして医学部に入ってみたら、暗記ばっかじゃん。大腿四頭筋などと説明的な名前はまだしも、蝶形骨なんて、形は推測できるが、どこの骨かは名称からはわからない。

世界は嘘でできている、とか簡単な原理で多くを説明したいわけです。もちろん、より本質に迫ろうというのが学問の営みでもあります。そこで。

基本障害という考え方がある。統合失調症について論じられるが、多くの症例が呈するさまざまな症状を、そこから派生したものとして説明できる、基本的な病態のことである。そして、もちろんそれは「諸説あります」に留まっている。

うつ病における基本障害の諸説

うつ病ないし躁うつ病でも同様のことを明らかにしたいと考えるわけで、ここまでも触れてきたが、いくつかの説がある。うつの発症状況を論じたものとして後述するテレンバッハ[1]のインクルデンツとレマネンツがある。

他方、宮本[2]は躁うつ病を妄想病として見直そうと提案している。構文の構造にはサ

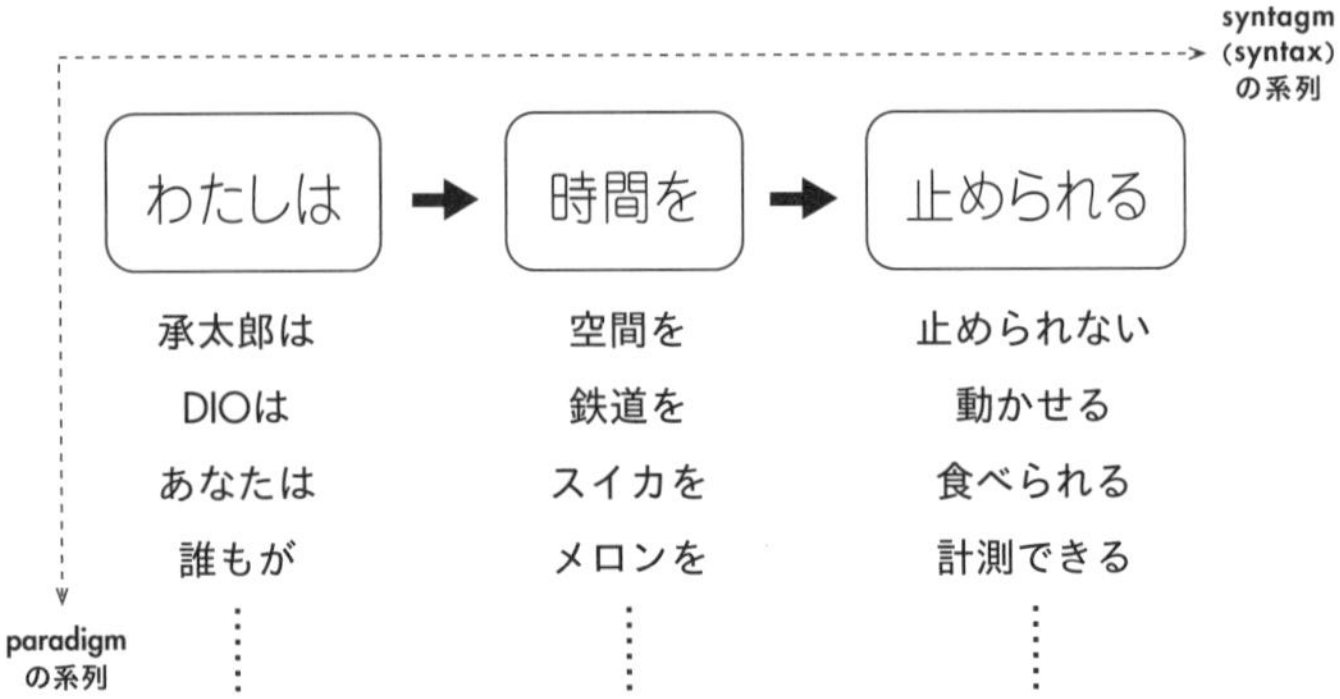

ンタグム（シンタックス）とパラディグム（パラダイム）がある。「わたしは時間を止められる」という文章は「わたしは」↓「時間を」↓「止められる」というサンタグムで成り立っている。他方、「わたしは」は、「承太郎は」でも「ＤＩＯは」でも置き換え可能である。これをパラディグムという（図）。

宮本は統合失調症の言説をサンタグム化されたパラディグムと特徴付ける。つまり本来、パラディグムの関係にある種々の語が、あたかもサンタグムのように羅列される。「わたしでも、承太郎でも、ＤＩＯでも、時間も空間も余暇も休暇も、みな止めて離して、語って、騙そう」などといったように意味不明の言説になる。他方、うつ病では本来文章を進めていくはずのサンタグムがパラディグ

統合失調症のディスクール
（パラディグムのサンタグム化）
減裂 の一例

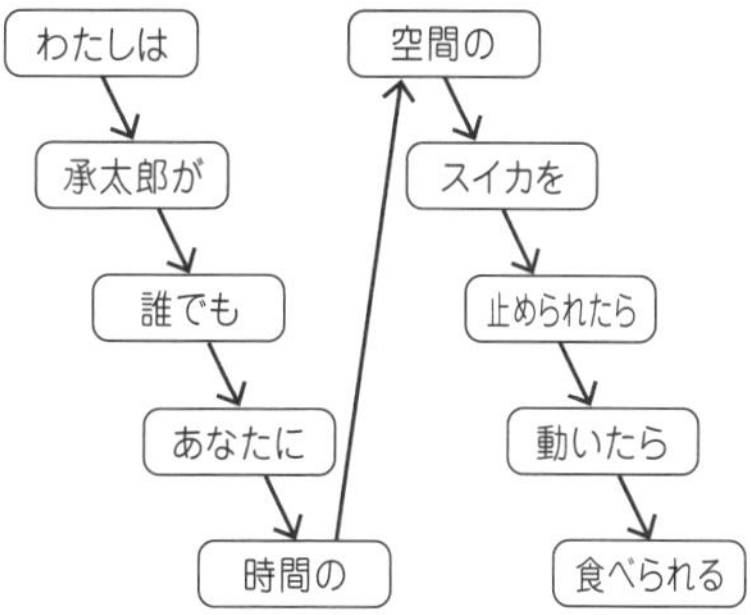
わたしは
承太郎が
誰でも
あなたに
時間の
空間の
スイカを
止められたら
動いたら
食べられる

うつ症のディスクール
（パラディグムのサンタグム化）
堂々巡り の一例

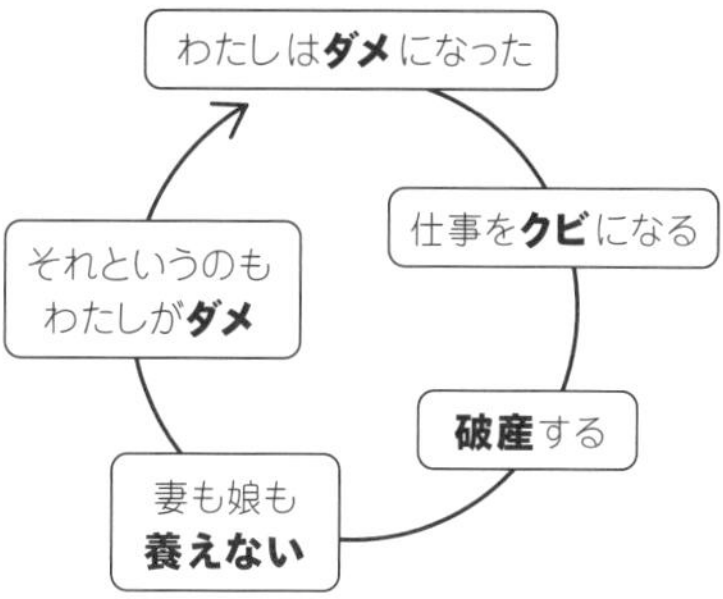
わたしは**ダメ**になった
仕事を**クビ**になる
破産する
妻も娘も
養えない
それというのも
わたしが**ダメ**

ム化して並列となり、「わたしはダメになってしまった。こんなになってしまっては、仕事もクビになるし、破産して、妻も娘も養っていけない。それというのもわたしがダメだからだ」などと堂々巡りに陥る（図）。こうした言語の病態が妄想を生み、うつ状態を生み出すという可能性である。

精神分析では対象喪失といわれる。患者は大切なものを失ったが、何を失ったか知らない[3]、というやつである。これを展開すると、人間は言語を用いる存在となる時点で何かを失っており、人間の精神構造自体に原初的な対象喪失があるという、構造的メランコリーという加藤[4]の考想になる。うつ病の発症とは、誰もが有しているが通常は覆い隠されている構造的メランコリーの露呈である。

そして時間論としては、生成の制止とか[5]、ポスト・フェストゥム[6]を挙げることができる。そういううつ病の基本的な障害に迫ろうという意欲もこのところ衰えてきている感があり、「諸説あります」の諸説を増やそうという試みも少ない。

本章ではうつ病の症候論を見直し、抗うつ薬が有効なうつ病をより分ける症状として、焦燥を仮定する。焦燥と制止はうつ病の重要な症候であり、DSM－5の診断基準にも「精神運動性の焦燥または制止」[7]と記されているものだが、神経症水準のうつではみられにくいものだからである。焦燥性うつ病を広義の混合状態と考えれば、混合状態を躁うつの基軸にすえる宮本[8]や森山[9]の考想ともつながるという目論見もある。

2 混合状態としての焦燥

制止に比して焦燥はうつという状態像からはいささか理解しにくい面があるが、クレペリンからしてその教科書で、躁うつ病の精神症状の中に、不安性興奮、すなわち焦燥について言及している[10]。焦燥性うつ病（agitierte Depression, Melancholia agitata/agitans）[11]といった術語も用いられてきた。

そしてこの焦燥は混合状態とみることができ[8]、それが気分の母胎をなすのだとすれば、焦燥性うつ病はいわば基本型のうつ状態であると言えるかも知れない。

上昇と落下の契機の相剋と二律背反的破綻が躁うつだとした森山[9]は、1965年のその論文からおよそ50年を経て、躁うつの相剋は、病相を通じて連鎖をなす躁うつスパイラルととらえ返している[12]。まず第一に、うつ病も躁病もともに「孤立」と「生リズム障害」に始まるとされる。そして、第二にうつ病では、関係・価値の「喪失」幻想による「空虚」のさなかから、その回復を求めての絶えざる「手遅れ的焦燥」が、ないしは絶望の挙げ句の「深淵への墜落」が、無限の連鎖、すなわちスパイラルをなす。他方、躁病では、関係・価値の「獲得」幻想による「悲壮な多幸」から、その獲得実現に向けての絶えざる「先取り的焦燥」が、ないしは歓喜の挙げ句の「天空への飛翔」が、やはり連鎖をなす。

つまり純粋うつ病に相当する「深淵への墜落」と純粋躁病に相当する「天空への飛翔」の間に「手遅れ的焦燥」あるいは「先取り的焦燥」が配置され、躁においてもうつにおいても焦燥がその重要な内容となっているのである。

ゲーテのクレールヒェンがなんだかダンテ的に壮大化したような話だが、この天国と地獄の間にはイナゴの大群がぶんぶんと唸っているかのように、焦燥が渦巻いているのである。

森山の描く焦燥は、失われてしまった人間関係や財産・健康といった価値を取り戻そうと思ってもあとの祭りであるというポスト・フェストゥムに浸されている。躁病の場合、森山は「先取り的焦燥」と記述し、これは木村のいう統合失調症患者が未来を先取りするアンテ・フェストゥムのようにみえるが、統合失調症で先取りする未来は未知の不気味な未来なのに、躁病で先取りするのは、誇大的な気分の中でこうでありたいという関係や価値、すなわちすでによく知っているものであり、既知のものとは時間性でいえば過去に属するわけで、結局はうつと同じ構造である。

3 焦燥とは何か

ここであらためて、焦燥とは何か考えてみると、わかっているようで、わからないことに気がつく。焦燥という言葉は、日常的な口語において頻用されるようなものではないにしても、まったくの専門用語というわけでもない。口語に置き換えると「イライラ」ということになるであろうか。「焦燥」という語を辞書で引き、そこで説明されている言い換えをさらに引くという作業を繰り返すと、ひと束の類義語を得ることができる。[13] 次のようなものである〈A〉。

- 焦燥・焦躁　いらだちあせること。
- いらだつ　①気がいらいらする。じれったくなる。
- いらいら　ものごとが思うようにならず腹立たしいさま。
- あせる　①気がいらだって足をばたばたさせる。②せいて気をもむ。いらだつ。じりじりする。
- じれったい　思うようにならないで腹立たしい。いらだたしい。はがゆい。
- はがゆい　思うままにならないで心がいらだつ。もどかしい。じれったい。
- もどかしい　①ぶつくさと非難したい気がする。様子や行為が不愉快である。②思うようにならないで、気がもめる。はがゆく思う。じれったい。
- せく　①心がはやる、あせる、いそぐ。②悲しみや怒りなどの気持がこみあげる。③はげしくなる、急になる。④（他動詞的に）せきたてる。

とりわけ「思うようにならず、腹立たしい」といった記載には、ある予測とか期待

〈A〉話はそれるが、小学生時分によくこんな風に辞書引きの連鎖をして、もとの単語に戻る遊びをしていた。「焦燥」は「あせる」とか「じれったい」とかとの差によってしかその意味を示せず、調べ続けると「焦燥」の本当の意味にたどりつけるなどということはない。これこそまさに言語の秩序であり、こうした機微を言語学では、示差性、恣意性などと称する。

とそこへ至らないことへの不愉快感という構造がみてとれる。とはいえ、日常生活においても臨床場面においても、イライラには常に「思うようにならず」という認識があるとは限らない。理由もなくイライラするという現象があるからである。それは「思うようにならないこと」がまったく存在しないままイライラしているのか、「思うようにならないこと」が抑圧されているのかはわからない。

さらに、焦燥として記述される症状のなかには、「イライラ」というより「ソワソワ」といったものがあり、もちろん、アカシジア〈B〉との異同は問題となるが、「不安でソワソワする」といった訴えは、やはり「イライラ」とは地続きのものと考えられる。「いてもたってもいられない」という表現もソワソワに近いところにある。

こうした状態像の広がりを「焦燥」という一語で包括していいのかという疑問や、日常的なイライラと精神病理学的な焦燥が同じ範疇のものであると考えていいのかといった疑問が生じるが、明確なコンセンサスはない。

躁うつ病における焦燥とはなにか

焦燥とは「思うようにならず、心がいらだつ」わけだが、森山の議論からして「思

〈B〉抗精神病薬の副作用のひとつ、自覚的・他覚的に観察される落ち着きのなさ。身の置き所がなく、じっとしていられない。典型例では、気持ちが落ち着かないのではなく、体が落ち着かないと訴えられる点で焦燥と鑑別される。

うよう」に相当すること、すなわち躁うつ病患者が望むことは、関係・価値の「喪失」からの回復であり、関係・価値の「獲得」であるということになる。この関係・価値とは躁うつ病患者が求めるあるべき状態であり、秩序と言い換えることもできる。そうすると、テレンバッハの述べるうつ病の精神病理とも関わる。

テレンバッハ[1]はうつ病発症前の患者のあり方として、秩序が乱されることを嫌って、自分の作った秩序に封入されてしまい、環界の変化に対応できなくなることを記述し、これをインクルデンツと称している。

難攻不落の城を完璧に作ったら、物資を搬入できないばかりか、自分も城から出られなくなってしまった、そんな感じか。まさに「思うようにならず」の状況だが、ここから思うようにしようとして焦燥が生ずる局面と、それを諦めて、抑うつ気分と制止に落ち込む局面とがあるように思われる。そして、どうにもならない状況に陥って、時間的に遅れをとり、負い目を負った状態をレマネンツと称している。

これは同じことの時間的な表現とされるが、「思うよう」なあり方から遅れをとっているというのは、いっけん諦め切っているようにみえて、そのことに負い目を感ずるという「負い目」には焦燥が含まれているだろう。実際、臨床現場では、著明な制止を呈するうつ状態の患者でも、焦燥を行動に示していないだけで、内的に激しい焦燥に苛まれていることが多く、「思うようにならず」に身動きが取れなくなっていても、なおかつ焦っているのが普通であると考えられる。

すなわち、躁うつ病の根底にある躁うつの相剋とは焦燥であるということになる。しかしここでもういちど問おう。われわれが日常的に体験するイライラと躁うつ病の焦燥とは同じものなのだろうか。サッカーの試合を見ながらなかなか点が入らずにイライラする〈c〉とか、いくら子どもに小言を言っても部屋の片付けをしないでイライラするとかいう時のイライラは、特段病的なものではない。この場合、応援するチームが得点するとか、子どもが片づけをするとかいったことが、予測したり期待しているることになるわけだが、それが「思うようにならず」にイライラしている。この予測や期待は、非常に限局した状況に過ぎない。それに対して躁うつ病のイライラは自分のあり方とか、周囲と自分の関係とか、もっと全体論的なものに向けられているように思われる。

4 焦げつく時間

〈c〉試合時間90分の間に、3点しか点の入らないサッカーと、数十秒毎に点の入るバレーボールとか卓球との時間感覚の違いは面白いと思う。バレーボールなどではイライラするより、ハラハラドキドキする。

さて、うつ病の時間性については、フォン・ゲープザッテル[5]の生成制止について思い出していただきたい。時間が意味ある生きたものとして流れていかないということで、前章の「一秒が長い」患者のようにこれを直接訴える症例はめったにないが、なかなか表現が困難で表出され難いのではないかと思われる。

時間がたたず、止まっているという状態は、環界の時間が止まって自分だけが自由に動けるというわけではない。恐らく環界の時間は普通に動いているのに、まさに自分自身が止まった時間の中に囚われているわけで、そこでは予測も期待も決して成就しない。健康なときにわれわれの環界とわれわれ自身の時間は完全にシンクロしているとは言えなくとも、齟齬がない程度には一緒に動いていると考えられる。そうすれば、われわれの予測や期待は大きく違えられることもなく、イライラすることもない。

しかし環界の時間とわれわれ自身の時間がずれて、しかもわれわれの時間が止まってしまったら、思うようにならずに苛立つことになるだろう。「一秒が長い」前章の患者は一秒先に進むことができない。われわれは空間のなかなら自由に動けても時間のなかを自由に動くことはできないからである。そこで患者は空間のなかをソワソワと歩き回るしかないのだ。

「あとの祭り」という時間性をとってみても、ことは同じである。患者はかくあるべしという秩序や規範が何かはよく知っていてもそこに到達することができない。決定的に遅れをとっているからである。なぜ遅れをとっているかといえば、患者自身の時間が進まないからといえる。遅れをとって「あとの祭り」と感じるにしても、事態はまだ何事にも到達していないばかりか、どんなに頑張っても決して到達しないという時間性に陥っているのである。焦燥というのがこの環界と自己との時間差から生じているのだとすれば、患者がいかに諦めの境地に達して、精神運動制止状態に陥っていたとしても、焦燥が消えることはない。時間は患者のもとで焦げついているのである。

焦燥とハシビロコウ

焦燥の強さで印象深かった症例を提示しよう。

先にちょっとだけ触れたものだが、45歳で発症した公務員の男性である。父が74歳でうつ病のため自殺したほか、母、父方の叔父、伯母もうつ病と診断されているなど家族負荷が強い。

幼少期より成績はよく、東京の有名大学法学部へと進学した。大学卒業後1年間の会社勤めのあと地元の県庁に就職した。大学時代から交際のあった女性と結婚し、三女を儲けた。県庁は3年毎に異動するのが大変だったが、問題なく仕事をこなしていた。

父の自殺の翌年（45歳）、中間管理職となり、部下を掌握できないことや、仕事の難しさで自信を失った。不眠や不安が生じていたが、9月に妻が交通事故で負傷して家事の負担が増えてから、抑うつ気分が生じた。前医でうつ病と診断されて治療を受けた。抗うつ薬治療により病状は改善するものの、復職するとまた仕事の負担を感じて抑うつが再燃し、49歳の3月までに3回の療養休暇を取ることになった。

同年9月、妻が婦人科系の癌に罹患したのを契機に抑うつ症状が悪化し、10月、妻の入院中に手首自傷を行い、療養休暇にはいった。焦燥が強く、家のなかを徘徊していた。外来治療で症状に改善がみられないため、12月、当科に紹介となり入院した。

表情はうつろで仮面様、視線の動きも乏しかった。一見して制止が表に出ていたが、内的不穏、焦燥が強く、非常に苦悶が強いようだった。「気をつけ」をしているような硬い姿勢で終日横になっていた。焦燥が強く、ベッドに横になれずに立ちつくして過ごすこともしばしばみられたため、修正型電気けいれん療法（ECT）を計8回施行し、うつ状態は改善した。

当時はまだハシビロコウという鳥のことは知らなかったが、今から思えばまるでハシビロコウ〈D〉のようだった。獲物を狙うハシビロコウは焦燥に駆られているわけではないだろうが、動かないのに緊張が張り詰めている感じがどこか似ている。コワモテの顔をしているのに愛嬌のあるハシビロコウ同様、うつから寛解するとこの患者はクソ真面目なところはあるもののとてもいい人であった。しかしうつはしばしば再発し、この後、数回の入院を繰り返し、その多くではＥＣＴを施行する必要があった。３回目の入院では、ＥＣＴの途中で妻が死去し、葬式にだけ行くという事態にもなった。

意外と同調していないうつ病患者

負担の軽い部署に異動させてもらったものの、出世コースから外れてしまった悔しさもあったようだが、60歳まで勤め上げ、定年後はボランティア活動をした。そのソフトな人あたりからして、周囲とうまく同調するものと思っていたが、ボランディアではなかなか馴染めないとか、どう行動していいかわからずに焦ってしまうなどと言っていることにやや意外感を持った。

うまく周囲とやっていくために秩序を打ち立てるものの、周囲に変化があると対応

〈D〉そう思ってネットでハシビロコウの動画を見てみたが、ハシビロコウのやつ意外と動いていやがる。

できなくなるというのがメランコリー親和型だが、この患者の場合はそもそもうまくシンクロできないようなのだ。なんだかどこか微妙にズレるような。

メランコリー親和型は日本で受容される際に、テレンバッハが記述した過剰な几帳面さよりも、円満さや、企業人としての勤勉さなどが強調され、真面目で働き者のいい人という印象が強められていったという指摘[14]もある。常に引け目を感じまいと周囲に共振する姿勢は毎秒ごとにシンクロし直しているようなもので、この人の場合、日常的に自己と環界の時間はズレて、その都度、焦燥とともにシンクロし直し、時間はじりじりと焦げついていたのだ。定期的な受診の際には「先生の顔を見るとホッとする」などと言っていたが、それはこちらもご同慶で、外来をしていてホッとする常連の一人であった。だから、県庁のような3年で異動するようなところではなく、馴染んだ場で何十年も同じ仕事ができる環境にいたら、こんなに具合悪くはならなかったのではないかとも思う。

あるとき、外来に来ず、あれと思っていたら、数日後に娘さんから電話があった。心筋梗塞で急死されたとのことであった。退職から数年後のことである。地獄はもう相当に見ただろうから、天国に行っていると思うが、天国は誰でもがシンクロできるところであってほしい。

5 時間は存在しない

世界の秘密はね、時間なんてないってことなんだ。

最近、物理学では時間は存在しないという議論がある。相対性理論と量子力学を統合しようとする試み、ループ量子重力の理論では時間を示すtというパラメータは消えてしまう。時間とはあらゆる物理系を包括的に結びつける通貨のようなものではあるが、結局それは仮想にすぎないというのである。[15]

とすれば時間とはまさに精神が生み出すものなのであろう。人間は進化の中で、記憶を頼りにして、今ある運動をとらえ、その先を予測することに長けてきた。その能力は獲物を捕らえ、捕食者から逃れるのに役に立つものだったはずだ。これが出来事が継起して、過去から未来へと流れると体験される、われわれの日常的な時間感覚のもとであろうと考えられる。

時間を問題にするとき、「時間」という言葉でわれわれが何を語っているのか、実に曖昧である。本章で焦燥との関連で問題にしている時間はニュートン力学の「時間」に類似したものであろう。とりわけ、出来事が一定の方向性で継起し、予測や期待が成り立つような時間である。時間が止まってしまったうつ病患者は、時間を生み出すことができなくなったのであろう。

しかし環界の時間は流れている。とすると、患者は自己の身体を含む外界の事物とあるべき関係を持てなくなってしまったのである。そう考えると、ここで述べていることは、森山のいう「孤立」と「生リズム障害」を言い換えたものかも知れない。そこで患者に残された環界との関係のあり方が焦燥なのである。

焦らずに生きていくにはどうしたらいいのだろう。「待つ」という話とも通ずる話で、だいたい治療においても焦りはよくない。「早く退院したい」と焦っているうちは退院は無理、「もういいです。一生ここにいます」くらいになったら退院しても大丈夫。人生も昼行燈、のんべんだらりと生きられればいい。人類の進歩もなくなるかもしれないが。時間が存在しないというのはありがたい。焦げつくところがないのだから。

燥の章　参考文献

〈1〉Tellenbach, 1983
〈2〉宮本, 1982
〈3〉Freud, 1917
〈4〉加藤, 1995
〈5〉von Gebsattel, 1954
〈6〉木村, 1982
〈7〉DSM-5
〈8〉宮本, 1992
〈9〉森山, 1965
〈10〉Kraepelin, 1913
〈11〉Peters U H: Wörterbuch der Psychiatrie, Psychotherapie und medizinischen Psychologie. 5. Aufl. Münchon, Wien: Urban & Schwarzenberg, 1999
〈12〉森山公夫：躁と鬱. 筑摩書房, 2014
〈13〉新村 出編：広辞苑 第六版. 岩波書店, 2008
〈14〉菅原誠一：病前性格と発病状況論を理解しよう—Tellenbach, H. のメランコリー論（わが国の精神病理学に与えた多大な影響）. 精神科治療学 2016; 31: 717-722
〈15〉Rovelli C: L'ordine del tempo. Milano: Adelphi Edizioni S.P.A., 2017（冨永 星訳：時間は存在しない. NHK 出版, 2019）

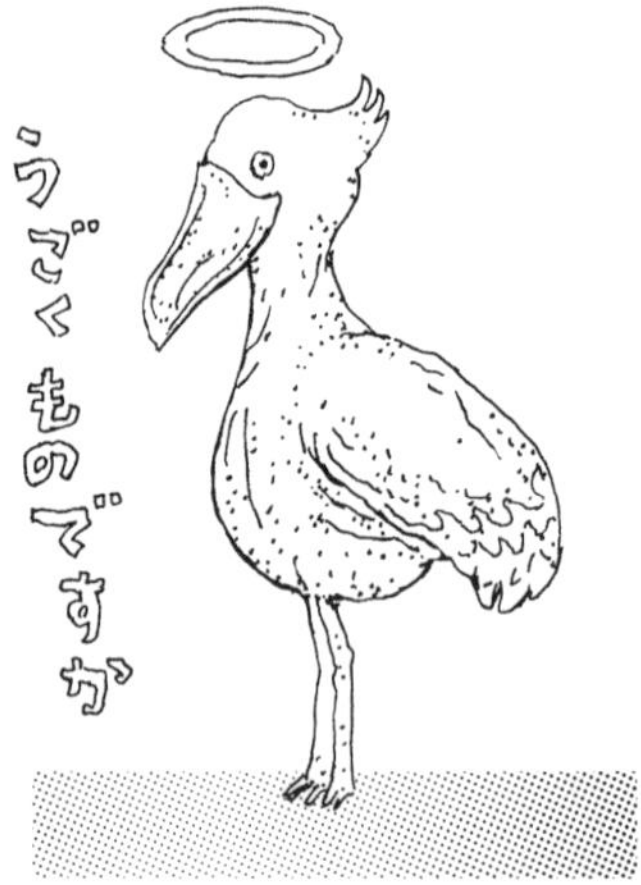

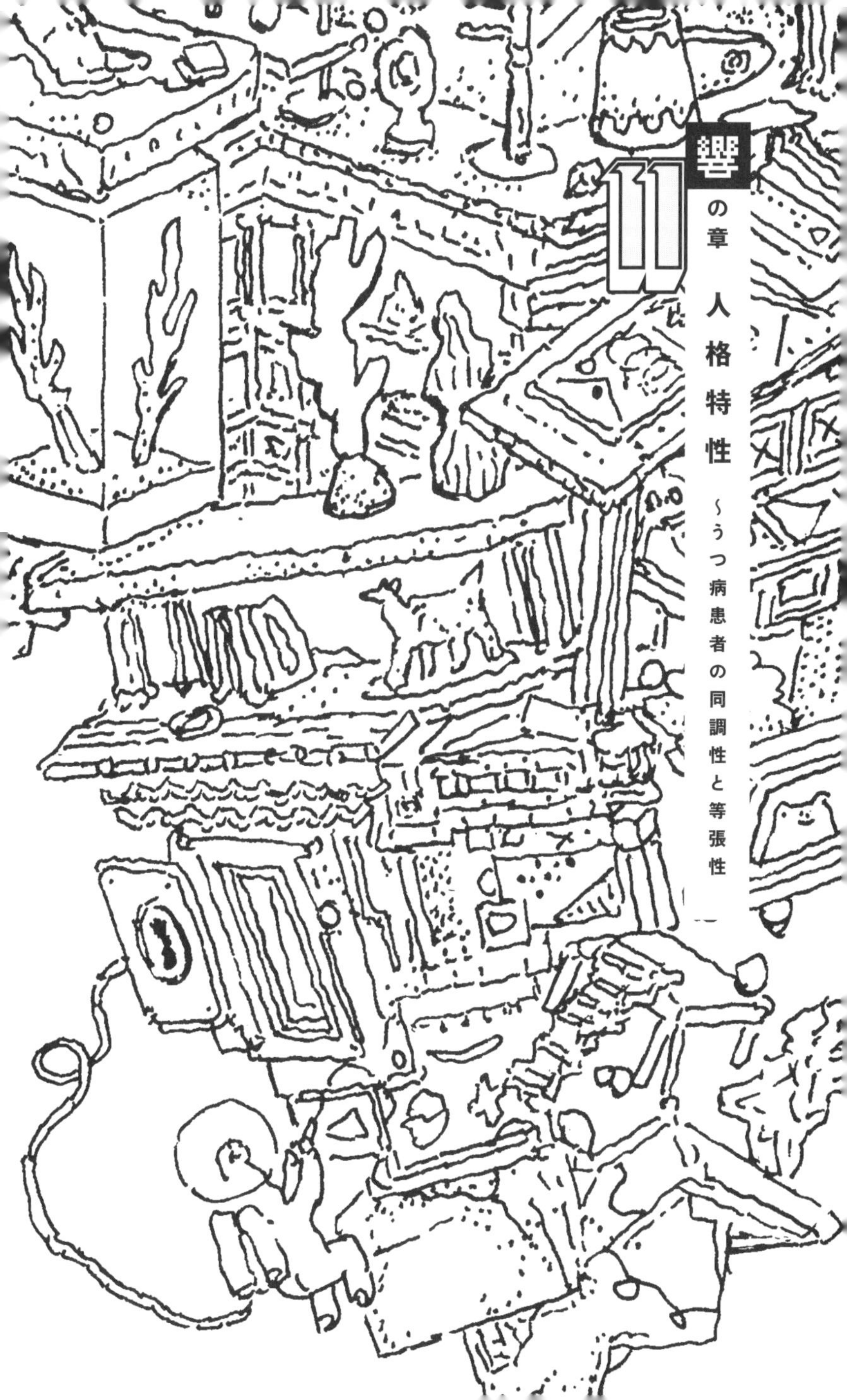

11 響の章　人格特性

～うつ病患者の同調性と等張性

1 抗うつ薬は効かない？

怪我の功名というのか、間違えてよかったということがあるのが臨床の醍醐味である。いや、あまり間違えちゃいかんが。

リストラを機に自殺企図、昏迷状態を呈して、精神科病院で治療後、クリニックにかかっていたうつ病の女性。6年ほど安定していたが、再びうつ状態となり、車に乗れば行き先の道順がわからなくなり、不安がって出勤しようとする夫にすがりつき、夫が振り払おうとすると暴れ出すなど行動もおかしくなったので、ミルナシプランに加えて、ミルタザピンを追加したがよくならぬと同クリニックより紹介された。

本人に話を聞いても答えられずに、夫のほうを振り向くというアルツハイマー病でよくみられる「ふりかえり徴候」もみられ、紹介医の処方を継続しつつ、50歳台ということもあって若年性認知症の合併を疑って画像検査を施行した。画像では認知症を示唆する所見はなかったが、検査の予約待ちをしている間に、うつ状態は改善してきたので、おかしいと思って、紹介状をもう一回よく読んだ。臨床経過を細かく書いた大部の紹介状だったのだが、同クリニックを初診した際のクロミプラミンを中心とした処方をわたしは直近の処方と見間違って出してしまっていたのだ。

さあ、ここでクイズです。この医師の診断は注意欠如……、つまり同クリニックの6年間の苦労を棒に振って、図らずももとの三環系抗うつ薬の処方に戻したら、よくなったのである。

薬を間違えるのは危険なので、良い子は真似しちゃいけません。薬剤師さんとのダブル・チェックのおかげでしょっちゅう危機を救われていますが。

抗うつ薬のプラセボ効果を考える

もっとびっくりなのは、「妄想」の章で提示した「一秒が長い」症例である。当科に転医となる1カ月ほど前から、抗うつ薬はほとんど飲んでいなかったが、その前には、アモキサピン、デュロキセチン、ミルタザピンの併用が効いていなかった。転医後にとりあえずまず一種類と思って再開したデュロキセチンのみで著効してしまったのである。薬理学的には説明しがたいし、かといって、患者は呆然とした困惑状態にあり、精神療法的関与が影響しうるとは到底思えない。前医の対応に不信感を持って転医を希望したのは患者の夫であり、患者は思考の制止が顕著で、不信感を持つような余裕もなかった。

アトス、ポルトス、アラミスを従えたにもかかわらず敗退した相手に、いまいちどアトスのみで挑んで楽勝したという感じである。どうしてそんなことが可能なのか。ああっ、ダルタニャンの出番がない。

抗うつ薬は回復への引き金を引くのだという説がある。これは同時にプラセボは回復への引き金を引くという仮説でもある。三銃士だけに。だが、プラセボでも口火を切れるなら、ご飯でも野菜でも口火を切れるはずではないか。世の中にはサプリメント好きもいるけれど、食物ではいっこうに効果がないとすれば、それは抗うつ薬もプラセボも、医療行為として、治療関係の中で投与されることが重要と考えざるをえない。米飯を服用しても効果がないのに、それをカプセルに詰めて服用したら効くのだとすれば、それは薬への信頼があるからだ。

当然、この信頼は、薬への恐怖と裏腹で、それゆえにデノボ効果も生じうるわけである。気のせいで薬が効くプラセボ効果だけじゃなくて、何ら薬効がないのに副作用が出ることもあること、ご存知ですよね？

製薬会社の製品説明ではあたかも精神科治療薬の薬効は十分に解明されているかのごとしだが、実はそれは怪しいことである。うつ状態を惹起することで有名なレセルピンは、実験動物を不活発にするが、ヒトでは必ず抑うつ状態を生ずるわけではなく、うつ病の既往のあった者にうつを惹起するに過ぎない[2]。うつ病にセロトニンないしノルアドレナリンが関わっているという仮説は、このレセルピン投与動物をうつ病モデルとして得られたデータによるものである。

他方、ノルアドレナリン、セロトニン、ドーパミンの合成を阻害する薬のいずれを投与しても、ヒトにおいてはうつ病が惹起されないという実験結果もある。そして、アンフェタミンやコカインといった覚醒剤や麻薬はセロトニンやノルアドレナリンの活性を上昇させるのだが、うつ病に有効ではない。もっとも最近、麻酔薬のなかでも幻覚を惹起する作用のあるケタミンがうつ状態に即効性があるということで海外では実用されており、幻覚剤（精神展開薬）の抗うつ効果を見直そうという動きはあるようだが。

このような曖昧な知見しかないにもかかわらず、セロトニン欠乏説やノルアドレナリン欠乏説に基づく治療薬開発は成功した。さらに困ったことに、抗うつ薬の有効性は、強迫症、パニック症、摂食症、月経前不快気分障害、注意欠如多動症、ボーダーラインパーソナリティ症、前頭側頭型認知症などさまざまな疾患に拡大を続けている。これらの疾患がその背景に共通の病態生化学を持っているとはさすがに考えにくく、抗うつ薬の薬効が非特異的な部分に留まることを示しているのかもしれない。

開発段階の二重盲検法において、プラセボよりも統計的有意に有効であることが証明されないかぎり抗うつ薬として認可されないのだが、はからずもその治験によりプラセボ自体もかなりの程度有効だということが証明されている。カーシュ[3]は抗うつ薬の効果はプラセボ効果に過ぎないと批判しているが、抗うつ薬とプラセボに大きな差がないことについても、さまざまな考えがある。治験において重症例はエントリーしがたいので、畢竟《ひっきょう》、治験症例では軽症例が増えることが、抗うつ薬の見かけの有用性を低下させている可能性がある。[4] この軽症例が人間関係や職場状況などの社会問題として生じたものであるなら、[5] 薬効はあっても限定的であるのが当然といえる。

本章で提示するのは、経過の大部分で抗うつ薬は必要なかったが、なお一時的にせよ抗うつ薬なくして回復はなかったと思われる症例である。その経過をみながら、うつ病患者の人格特性について多少とも新たな視点をもって論じる。

2 遷延化する軽うつ状態

症例は当科初診時36歳の女性である。九州の農家の家庭に3人同胞の第2子として生まれた。4歳年長の姉と2歳年少の妹がいる。地元の工業高校を卒業したのち、重工業の企業に就職し、地元の九州工場に勤務した。

25歳ころ、開発プロジェクトのメンバーとなり、仕事の分配量がきわめて大きくなった。さらに「女性だから」という納得できない理由で財務を担当することになったものの、仕事を教えてもらえず、大変な思いをした。やがて「このまま死ななきゃ」という観念が頭をよぎるようになり、変だと思って、精神科を受診し、投薬を受けるようになった。

とはいえ、そのころ付き合っていた彼氏や実家の問題もストレスになっており、仕事上の問題はきっかけに過ぎなかったと思うとのことである。会社は1年半休んだ。気分は上がったり下がったりを繰り返し、治療内容の詳細は不明であるが、薬を強くすると気分が上がり、上がると喋り続け、知らない人にも話しかけるという状態になった。ただし、それ以上の逸脱行為はなかった。復職し、精神科の受診も終了した。

この、仕事を教えてもらえないというの、役所や企業での健康相談や診療で最近よく聞く。人手不足で行き届かないのか、教えられるほうが依存的なのかはわからないが、メンタルヘルスの問題となっている。だから言っておきたいが、なんでも教えてもらおうと思わず、本書のような本を自主的に読みなさい。と、こんなところで宣伝しても仕方がないか。

それから面白いのは「このまま死ななきゃ」と頭をよぎって、変だと思うということの冷静さ。希死念慮というものが心理的に生じてくるのではなくて、非常に病的なものだということを示している。並の患者だとこの自然に湧いてくる「死ななきゃ」を自分自身の心理として取り込んでしまうが、この人はこれが勝手に湧いてくる想念であることを客観視できていることが素晴らしい。

これは今回の病歴の11年前のエピソードだが、そのときは抗うつ薬投与によって、多弁となったものの、軽躁状態とまではいえない。双極スペクトラムを疑いながら診るエピソードだが、その後も躁状態はみられなかった。

納得のいかない職場

27歳の年、結婚を前提に別の男性と同居し、彼の希望もあって妊娠したが、妊娠悪阻が強まり家事ができなくなると、相手の態度が変わった。この人と一緒にはやっていけないと思い、別れて、翌年、シングルマザーとして娘を産んだ。両親の手助けもあり育児に苦痛は感じなかった。

こういう判断も理知的というか、相手にしがみついたりしない。

35歳、同じ会社に勤める現夫と結婚した。36歳の4月、夫とともに関東工場に転勤となり、転居した。関東工場はもともと残業ありきの職場で、育児のため9時から17時の時短勤務のはずなのに、17時に仕事が終わらない状況だった。また、初めての仕事だったので、同僚に教えてもらうのだが、1回の教示だけで次からは何もしてくれず、人に聞かなければならないことが多かった。仕事のやり方で非合理的と思うことがあって、それについて尋ねても「関東工場ではこうだから」と言われて得心できないこともストレスに感じた。

わたしは週1回、この工場内の診療所に勤務していたが、患者は8月上旬に初診し、前述のような状況で気が滅入っていると訴えた。この時点では軽度の抑うつ気分は認めるものの、不眠や意欲低下などはなく、仕事には差し障っていない状態であった。傷病休暇をとることも示唆したが、患者はお盆休みに休養したらなんとかやっていけそうだと思うと答えた。

仕事を休んで感情が戻った

10月中旬、患者は診療所を再診した。娘の発熱、週末、有給休暇が続いて都合5日間連続で休んだところ、翌朝、出社しようと会社の近くまで自家用車を運転してきたら、急に涙が止まらなくなったといって、その日に受診したものである。

それまで感情を抑えて仕事をしていたのが、仕事を休んで感情が戻ったのだと思うと患者は述べた。感情的な負荷がかかっても我慢し続けていると、限界が来たところで容器から水が溢れるように、訳もなく涙が出るという女性患者はしばしば経験する。

この患者はこうしたことも自分で解釈を加える。抑えていた感情が戻った、と。夜も途中で起きてしまうようだった。傷病休暇の診断書を作成し、ミルタザピンを処方したところ、1回の服用で2日ほど寝てばかりになってしまった。14日後、エスシタロプラムに変更した。職場と職場内診療所が同じ棟にあり、診療所に通うのが気分的につらいとのことであり、筆者の本務の病院に転医した。

気分の落ち込みは持続しており、午前中は横になっていることが多く、体はだるかったが、家事については洗濯物干しと料理だけはこなしていた。何かしなきゃという気持ちはあるが、頭が働いていない感じで行動が伴わず、イライラしてしまう。動かなきゃと思って何とか動くが、そうするとすぐに「ぐてっとなってしまう」。それ以外の時間はぼーっとしていることが多く、何かを楽しむことはできず、テレビを見ていても内容は頭に入ってこない。そんなときに、自分が職場でいやだと思っていたことは自分の捉え方が悪かったのではないか、結局、自分が悪いのではないかなどと自責的に考えてしまうことがしばしばだった。

エスシタロプラムは増量した。夜中になんでこんな状態になったのかと考えて目が覚めることが多かった。

36歳の年の1月上旬にはエスシタロプラムをボルチオキセチンに切り替えた。強く落ち込むことはないが、座ってしまうと何もしたくなくなるという状態だった。

4月、眩暈と性器出血で近医産婦人科を受診したところ妊娠が判明したため、薬は中止した。薬の中止によって精神状態の悪化はなかったが、1カ月後に自然流産した。療養休暇延長のまま産休に入れば復職のプレッシャーにさらされずにすむというわたしの目論見もあえなく潰えた。その後、午前中は横になるが、最低限の家事はできている状態で安定しているため、投薬再開はせずに経過を追った。8月、朝まで眠れない日があるとのことで、睡眠導入薬を開始し、睡眠は改善した。

その後の日中の活動性は同様であった。何かしなきゃという気持ちはあるが、頭が働いてない感じがする。仕事したいという気持ちはあり、働けそうと思うときもあるが、働きに行く場所が「あそこか」と思うと萎えてしまう。本書の重要なテーマのひとつだが、本例ではあまりあらわではない混合状態はこのあたりに蠢いている。

抗うつ薬を投与すべきか

流産後に抗うつ薬を再開しなかったのは、ここまで使用した抗うつ薬の忍容性に問題があったり効果が不十分だったこと、患者本人が特に薬物療法を望まなかったこともあるが、抗うつ薬投与へのわたしの迷いがあった。

精神療法的には通常の支持的対応に加え、職場での気持ちなどに洞察を促すようにしむけてはみたものの、同僚や職場への不満を滔々と述べ立てるといったことはなく、神経症的病態とは一線を画すように思われた。職場での処遇をきっかけに発症している点からは適応反応症も鑑別に挙がるが、「あそこか」と思うにしても、むしろ職場でのことは自分の捉え方の問題ではないかと自責的になるなど、適応反応症とは考えにくい。その点からは抗うつ薬使用を推すものではあった。

　他方、軽うつ状態に対して安易な抗うつ薬投与を戒める言説も少なからずある。結局は疾病喧伝[6]に影響されているのではないかという自戒、双極症II型を見逃している可能性[7]、軽症うつ病では抗うつ薬の薬効はプラセボに勝らないという報告[8]などである。それに反論して軽うつ病（小うつ病）への抗うつ薬の効果があるという報告[9]もある。それでもなお薬物療法の再開を迷ったのは、症状論的には内因性うつ病と診ていたのにもかかわらず、典型的な内因性うつ病の患者とは人格面でどこか違う気がしたからである。

　結局、復職には至らないが一部の家事はできている状態で、睡眠導入剤のみで1年ほど経過を追うことになってしまう。

好きな人たちに会って自分を取り戻した

　38歳の5月下旬、軽うつ状態が続くので抗うつ薬の再開を決断、デュロキセチンで気分は改善し、午前中にも家事ができるようになった。6月には午前中に家事を済ませて、午後はゆっくり過ごすという生活になった。頭痛がときどきあるものの、気分はいいと述べるようになった。

8月上旬には、デュロキセチンを増量。思っていてもできなかった、職場の健康管理センターへの電話ができ、センターの職員と復職に向けた相談に行くことができた。その際に職場にも顔を出すと、異動で知らない人ばかりになっていたが「過去に嫌な体験をした人に会ったら、嫌だと思った」と述べた。

10月上旬の数日間、コロナ禍でしばらく帰れなかった九州の実家に娘とともに久しぶりに行ってきた。そこで会いたいと思っていた「好きな人たち」に会ってきた。11月、気持ち的には元気なものの、頭痛が続いて、嘔気のためデュロキセチンが飲めないほどで、頭痛専門外来に行ったところ、片頭痛の診断でスマトリプタンを処方され、頭痛は改善した。そのままデュロキセチンも睡眠導入薬も中止して様子をみることとした。

12月上旬から短時間勤務を開始し、直後の受診で次のように述べた。「九州に行ったとき、直前まで行くかどうか迷っていた。薬で行動力が出なければ九州に行こうとしてもできなかった。九州で好きな人たちに会えて、自分を取り戻した。こっち（関東工場）に来たときはみんなと仲よくしなければならないと思っていた。今日職場の人たちと会ってみて、この人は苦手な人だとわかった。苦手な人とは別に仲よくしなく

ても いいと思った」

順調に勤務時間を延ばして、39歳の2月中旬に正式に復職し、治療終結とした。

抗うつ薬はほんとうに奏効したのか

持続する抑うつ気分、喜びの減退、不眠、焦燥、思考力・集中力の減退を認め、社会機能は障害されており、DSM-5の「うつ病」の診断基準[10]を満たす。また、頭が働かずなかなか行動できないという精神運動制止、「なんでこうなったか」と繰り返し考えるというように自分が病的な状態であるという自覚、顕著な日内変動、不眠を主とした植物神経症状というようにエバート[11]のいう内因性の徴標が認められ、内因性うつ病とみていい。

3種の抗うつ薬が不調だったあと、デュロキセチンによって、意欲が改善し、帰省する行動力が出たのだから、デュロキセチンが奏効したようにはみえる。三銃士が敗れたあとダルタニャンが勝利した、てなもんや。しかし奏効してから3カ月ほどで、中止することになっても平気だった。ああ、やはりダルタニャン、出番なし。患者本人は薬で行動力が出たという実感を語っているのだが、なくてもよかったんじゃないかという気がしてならない。

つまり、「好きな人たち」に会って、「自分を取り戻した」、これが大事だったに違いないとわたしの直感は告げる。だが、そのようなことで改善するのは内因性うつ病ではなく、神経症性の病態ではないかとわたしの論理は反論する。

3 ジントニー

こういう時は患者の語りに戻るのがいい。「苦手な人とは別に仲よくしなくてもいい」という台詞。そんなのあたり前田のクラッカーと思うかもしれないが、うつ病親和的な人にとっては当たり前ではないのだ。彼らは周りと合わせたい同調性の人たちなのである。

ジントニー（Syntonie）は統合失調症の「分裂性」に対する、うつ病親和者の特徴としてブロイラー[12]によって作りだされた術語だが、通常、同調性と訳されている。

津田[13]は内因性うつ病になる人の性格特徴の基本は同調性だとしつつも、同調性という訳語は、ジントニーの一側面しか示していないと指摘する。「ともに Syn」＋「響くこと Tönung」という意味でとらえると、「他者と同調する、共鳴する」という「同調性」を示すが、ジントニーには同時に「同じ、ひとつの Syn」+「緊張 Tonus」という意味も込められている。

それはつまり「その人内部の緊張が同じで、ひとつであること」ということで、具体的にはたとえば「ジントニーの人は、内面は悲しいが外見はまったくそうでないように見せるというような振る舞いを容易になしえない人である」[13]といった特性を示す。大抵の人は、悲しいことがあっても、客人が来て機嫌よくしていれば調子を合わせて楽しそうな顔をしているものである。ジントニーの人とて、他人と合わせるという意味での同調性もあるのだから、そうするだろう。だが、そうやっていわば演技することは、彼らにとっては得意なことではないし、無理して作った態度は他人に嘘をついたような罪悪感を残すだろう。

わたしはこの内部の緊張が同じ特性にあえて「等張性」という訳語をあててみたが[14]、ジントニーは同調性/等張性という二面的な概念であるということができる。ただし津田はあくまでジントニーはこれら2つの側面を持つひとつの概念として扱っており、内海[15]が後者に「一様性」の語を用いるのに対して、わたしがあえてほぼ同じ発音の術語をあててみた所以である。

ジントニーの矛盾構造

さらに津田はこの性格が二層構造になっていると指摘する。「存在レベルで二重性やひねりに乏しく全体がひとつであるようなパーソナリティ、依存対象への一体化願望、共生的な人間関係を『近さ』のうちに空気のように周囲につくり出すところ、ひとたび目標を摑むとそこに没入するところなどは、性格の下部構造であり、より生得的であろう。これに対し、社会的役割に過剰同一化し、そこでの重荷にたえず几帳面に応答しようとするところは、上部構造であり、より後天的に獲得したものといえよう」[13]

しかしジントニーは下部構造と上部構造の間で矛盾をはらむ。たとえば、ひとつの社会的役割内の矛盾した多様性に人間内部の一様性を持った人はうまく立ち回れず、社会非適応的となると、うつ病の発症にいたる可能性があると津田は論ずる。

二重性やひねりに乏しく、常に一貫したよい人間であろうとしているわたしの如きは、論文集は論文集であって、エッセイはエッセイであると、きっぱりと分けて考えるのが世の理であると強く確信しているのであるが、他方で編集のナカダチさんに気に入ってもらいたくて、そのムチャぶりを目標と定めて没入して執筆しているわけである。

ひとたび目標を摑むと没入するので「あたり前田のクラッカー」なんてくすぐりも一途に真面目に調べてしまう。わたしもテレビでは観たことのない昭和のネタで、前田製菓のCMかと思っていたら、同社提供の時代劇風コメディ『てなもんや三度笠』のなかの決め台詞だったという。SF少年だったわたしはたぶん筒井康隆か小松左京のエッセイで読んで知っていたのだが、自治医大に入学したら、前田製菓の工場が近くにあって、ちょっと感動した。

かくの如く、絶えず与太話とくすぐりと駄洒落で几帳面に応答しようとするのだが、論文かエッセイかという二者択一から逃れられないわたしはこの矛盾に対応しきれず、破綻寸前であると、こういうカラクリなのですが、おわかりいただけましたでしょうか。わかりませんか。そうですか。

適応反応症との相違点

さてここで「非適応的」という言葉が出てきたが、適応反応症の病態との違いに一瞥を加えておこう。適応反応症では「はっきりと認められるストレス因」に対してそれとは不釣り合いな苦痛を生じていると定義されている。

しかしながら津田が問題としているのはストレス因となる特定の状況ではなく、対人関係も含む全体的な環界との接し方の特質である。上記の引用では津田は生得的な下部構造に等張性を、獲得的な上部構造に同調性をあてているわけではない。同調性も等張性も上部・下部ともにみられ、生得的な水準での在り方と社会から要求されるあり方の矛盾をうつ病発症契機と考えている。すなわちそこでは社会との適応が問題になってはいるのだが、DSMの適応反応症が想定している個別的な状況の水準の話ではないのである。

4 同調性と等張性

ところが、津田は同調性と等張性が論理的に同じものであるとか、同じひとつの様態の2つの現れであることを示し得てはいない。むしろ同調性と等張性が矛盾をはらむ場面が多々あるのではないだろうか。

同調性を基調に持ち、等張的ではない人は人あたりのいい健康な人である。ある程度、自分の一貫性を曲げても同調できるし、限界に達すれば一貫性にはこだわらないので同調をやめるだろう。そこで一貫性を曲げられず、同調もやめられずに破綻を来すのがうつ病である。逆に同調性は弱く、等張性が強ければ、それは自閉スペクトラムに近い人格像になる。

つまりジントニーという概念の中でも、同調性と等張性の配分、優勢の度合いの違いを論ずることができる。同調性と等張性の配分というスペクトラムを想定すると、一端に同調的だがうつ病には至らない人、他端に頑固で周囲と合わせようとしないがためにやはりうつには至らない人を配し、その間に、同調性と等張性の割合によってさまざまに病像が修飾されたうつ病が存在するとみることができる。そして、その配分の程度を見切ることで、治療戦略も微調整可能となるかもしれない。

同調性と等張性から症例を振り返る

提示症例に対してわたしは当初から「ちょっと変わった人」という印象を持っていた。それは「奇矯な人」だとか、人生に強いポリシーを持つ人というわけではなく、

「独特なくせがある」といった程度のことである。それを言語化してみると、この人ならではの独特な世界を持っていて、他人の影響によってその世界が容易に曲げられるような柔軟性に乏しいといった印象であろうか。

通常のうつ病の人からはもっと同調的な印象を受ける。しかしこの患者は簡単に同調はしない。「関東工場ではこうだから」と言われて強く反発してケンカしてしまうようなことはないにしろ、決して得心はしないし上手に調子を合わせたりもしない。

他方、独特な世界を持っているというのは、等張性を示しているのだろう。融通無碍に自分を曲げて周囲に合わせたりできない。典型的なうつ病の人は最終的には破綻を来すのだが、一時なりとも自分を曲げて周囲に合わせようとするのである。本例では他人と合わせて大きく変貌することなく、全体がひとつであることが、独特な世界を持っているという印象の源である。生得的には等張的であっても、後天的にはそこそこ同調的に振る舞うことができたので適応してこられたのだろう。治療の最後のほうで、企業内の診療所に戻すことを打診すると、診療所だと病院とは「同じようには話せない」と述べ、常日頃から職場ではいささか無理をして同調している様が窺えた。

関東工場に転勤になるとき、本例は「みんなと仲よくしなければならない」と思って来たのだが、はじめて知らない土地に移ったということもあって、自分の柄ではない同調を強く意識してしまったのだ。彼女の基調は等張性であって、同調を意識したところで、嫌いな人と仲よくしたり、納得できないことを無理やり受け入れたりすることが本来はできない。無理して我慢することになったのである。そこで社会非適応的となって、うつ病の発症に至ったといえる。他方、自宅にいるかぎりは、無理な同調性を発揮する必要はなく、そこそこに抑うつは軽快していたのであろう。

回復の転機となった帰省においては、「好きな人たち」との間で、等張的でありつつ同調的であり得るという状況を体験し、等張的に振る舞う自分というものを再発見したのではないだろうか。それが「自分を取り戻した」ということである。

等張性を基調に環境をみていけば、苦手な人は苦手であって、仲よくする必要はないのである。しかしそのことを精神療法的な場面で「苦手な人と仲よくする必要はないんだよ」などと言ってみてもあまり効果はなかったのではないかと思われる。問題は「響くこと Tönun／緊張 Tonus」なのであるから、それは対人関係の場でまさに身を持って体験する必要があったのだろう。そのためにいったん意欲を出して故郷に帰ることがどうしても必要だったわけだが、その旅行の意欲に対して抗うつ薬が効いたのである。

てなもんや、三銃士。ダルタニャンと同時代人にして同じくガスコーニュ人だからって、シラノ・ドゥ・ベルジュラックを共演させた、佐藤賢一の痛快な冒険活劇小説『二人のガスコン』慎重で経験を重んじ、宮廷事情という対人関係に敏感、だが行動派のダルタニャン、直感と想像力で洞察鋭いが、ほら吹きで行動は苦手なシラノ、それぞれの性格に躁的な成分とうつ的な成分が配合されている。大きな鼻で有名なシラノだが、鼻が高い、鼻にかける、鼻を明かす、鼻につく、鼻はどうやら躁のほうに親和的だ。

〈1〉Stassen HH, Angst J, Hell D et al: Is there a common resilience mechanism underlying antidepressant drug response? Evidence from 2848 patients. J Clin Psychiatry 2007; 68: 1195-1205

〈2〉Valenstein ES: Blaming the Brain: The truth about drugs and mental health. New York: Free Press, 1998（功刀浩監訳, 中塚公子訳：精神疾患は脳の病気か？一向精神薬の科学と虚構. みすず書房, 2008）

〈3〉Kirsch I: The Emperor's New Drugs: Exploding the Antidepressant Myth. London: The Bodley Head, 2009（石黒千秋訳：抗うつ薬は本当に効くのか. エクスナレッジ, 2010）

〈4〉加藤 敏：プラセボ効果の吟味と精神療法の再評価―うつ病に力点をおいて. 精神経誌 2013; 115: 887-900

〈5〉斎藤 環：「社会的うつ病」の治し方―人間関係をどう見直すか. 新潮社, 2011

〈6〉井原 裕：双極性障害と疾患喧伝（disease mongering）. 精神経誌 2011; 113: 1218-1225

〈7〉多田光宏, 高橋希衣, 仁王進太郎：双極性障害の過少診断と過剰診断. 臨床精神医学 2020; 49: 205-212

〈8〉Fournier JC, DeRubeis RJ, Hollon SD et al: Antidepressant drug effects and depression severity: A patient-level meta-analysis. JAMA 2010; 303: 47-53

〈9〉Naber D and Bullinger M: Should antidepressants be used in minor depression? Dialogues. Clin Neurosci 2018; 20: 223-228

〈10〉DSM-5

〈11〉Ebert, 1990

〈12〉Bleuler E: Die Probleme der Schizoidie und der Syntonie. Z gesamte Neurol Psychiatr 1922; 78: 373-399

〈13〉津田 均：気分障害は、いま―うつと躁を精神病理学から問い直す. 誠信書房, 2014［以下, 津田, 2014］

〈14〉小林聡幸：アルテュール・オネゲル―同調性と二律背反. 栃木精神医学 2021; 41: 46-65［以下, 小林, 2021］

〈15〉内海, 2020

うつのフォース

インテルメッツォ 2

メランコリーが創造に関わるというのは古くはアリストテレスが述べたことであるが、神的狂気が創造性をもたらすというプラトンの考えのほうがキリスト教世界とともに長らく続いた。[1] 神から創造の源がやってくるという考えは、疾患でいえば、たとえば神の声が聞こえるといった症状を呈する統合失調症に親和的であることからして、統合失調症を病んだ天才とその創造性について論じられることが多かった。メランコリーが創造と関わるというのは中世あたりからまた復興する考えで、偉大なものの前で立ちすくむことや、沈思黙考が創造に寄与すると考えられたようである。

躁うつ病の天才については統合失調症の天才に比して論じられることは少ない。たとえばゲーテは7年周期の躁うつの気分変動があったとされ、[2] 北杜夫は4年周期[3]だそうだ。鬱のときに作品が作れず、躁状態で多作になる、などといった議論に終始すると身も蓋もない。北杜夫はそうした自身の躁うつをネタにエッセイを量産したけれども。

ゲーテの同時代、ドイツ・ロマン派の画家カスパー・ダーヴィト・フリードリヒはうつ病を病んだとされる。彼の作品は確かにこれがうつ病患者の心象風景だなどと言われるとなるほどと納得したくなる。たとえば『海辺の修道士』、雲かかすみが覆った広い空、海辺にひどく小さく佇む修道士。孤独や寂寞感が伝わってくる。

ただ、自然を通してフリードリヒの志向は超越とか至高へと向かう。そこは現実に密着するうつ病とはちょっと違うのかなと思って調べてみると、少年時代に河でスケート遊びをしていた際に溺れかけて、それを助けようとした弟が死んでしまうという出来事により生涯自分を責め続けてうつ病になって自殺を図ったこともあるなどと記されている。それだとどうも内因性うつ病とは違うようだ。この外傷的体験をいつまでも引きずる神経症という印象。

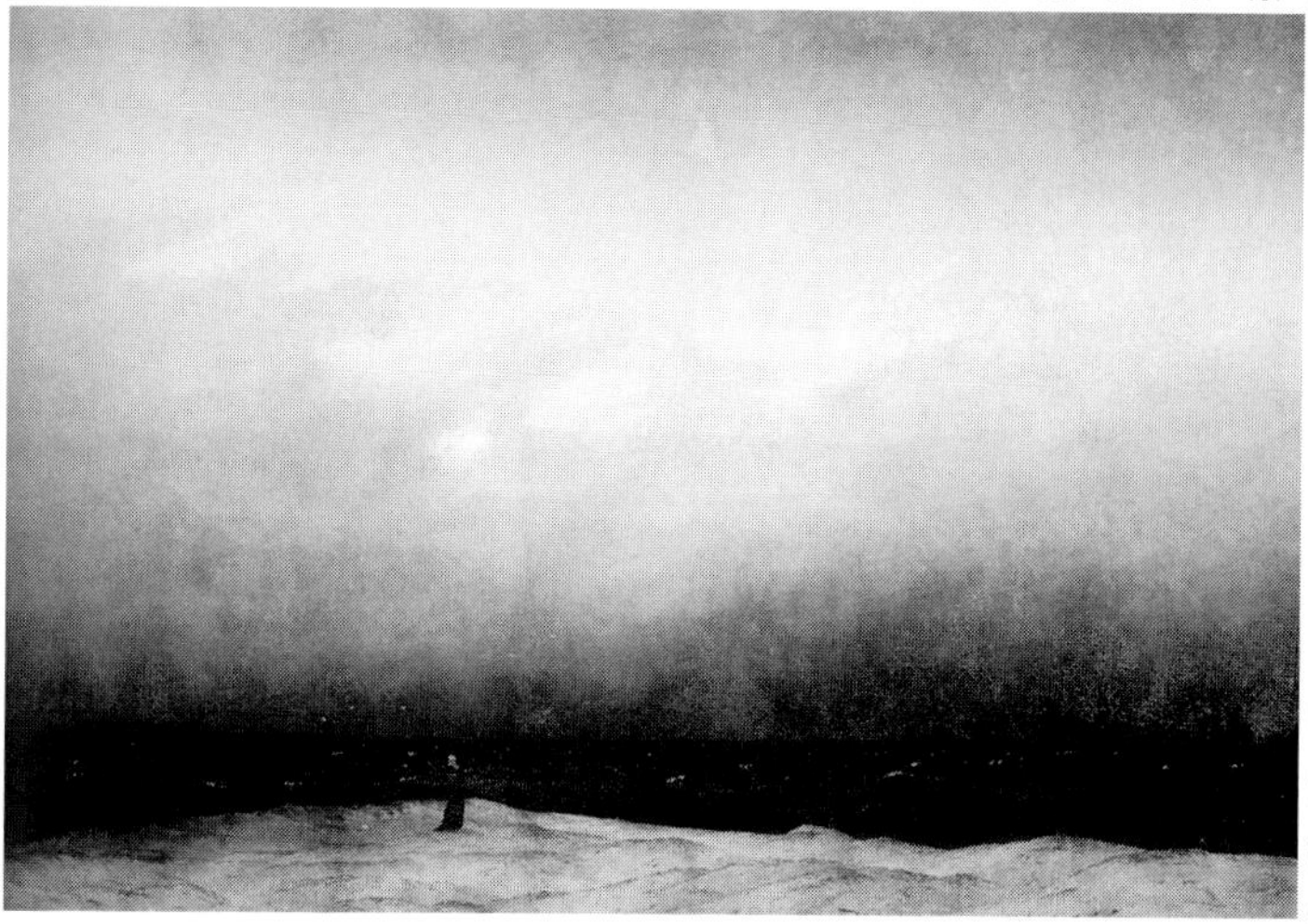

カスパー・ダーヴィト・フリードリヒ『海辺の修道士』(1808-1810年)

うつ病と創造性

柏瀬に『鬱力』[4]なる本がある。ネガティヴなものをポジティヴに読み替えていこうという、流行語ともなった赤瀬川原平の「老人力」[5]にあやかっての命名だろうが、「鬱」が創造の源となるという本である。

もっとも、出版社側の意向かもしれないが、この本では「鬱」を精神医学とはまったく違った意味に使っているのが困りものである。「うつ」は普通にうつだが、精神疾患全般を漢字の「鬱」で表しているのである。結局のところ『鬱力』は精神疾患を病んだと思しき17人の天才の精神疾患と創造性を論じた病跡学の本にキャッチーな(?)タイトルをつけたものなのだが、このなかで明らかにうつ病ないし躁うつ病とされているのは江藤淳と開高健だけである。江藤は妻を亡くした後に陥ったうつ状態から小康を得たところで、憑かれたように『妻と私』を執筆し、うつが創造に転じたようにみえる。開高は躁状態のときエッセイやルポに取り組み、うつ状態で小説を執筆した。

ここには躁うつ病の創造性を論じる際の重要な幾つかの観点がみられる。ひとつは症状が作品に変わるとしか思えない現象がみられることであり、もうひとつは真に創造的なのはうつであって、躁のときは行動力でなんとかなる仕事をしているということである。天才は狂気にもかかわらず天才なのか、狂気ゆえに天才なのかという古典的な問いに加え、狂気の代替として天才が生まれるという考え方を紹介したうえで、内海[6]は躁うつ病の創造性を念頭に「創造は弱毒化された病の中で行われる」というテーゼを示している。

ちなみに、「鬱力」はやはりキャッチーだったのか、五木寛之・香山リカ『鬱の力』[7]、門倉真人『鬱のパワー』[8]なんて本も続いた。臆面がないが、本書タイトルは『鬱のフォース』にしときゃよかったな。メイ・ザ・フォース・ビー・ウィズ・うつ。

『天才の精神病理』[9]において飯田と中井が躁うつ病圏の科学者として取り上げているのが、ダーウィンとボーアである。躁うつ病圏の科学者は、経験的、感覚的、伝統志向的、漸進的な仕事を得意とし、庇護的な空間をえて、仕事を是認し、価値づけてくれる人、苦手な面を引き受けてくれる人がいるときに創造性を発揮する。

飯田・中井はダーウィンを自律神経症状が前景に立ったうつ病とみる。執着性格的な努力は完璧主義によって無理なところまで荷重を増やすが、自律神経症状によって仕事は狭められるため、自律神経症状主体にとどまり本格的なうつ病にはならずにすんだ。病気は彼の自己発展、創造活動を阻むと同時に、現実化に必要な自己限定をもたらした。病気からは終生解放されることはなかったにしろ、33歳でロンドン郊外に引きこもって、妻による庇護的な空間が作られたことが、精神的安定と仕事の進展につながった。『種の起源』はまさにうつの最中に書かれたという。

「量子力学の父」ボーアもまた、執着性格的な努力で完璧を目指すために仕事が行き詰まることがあったが、それを是認したり、際限のない努力を止めてくれる周囲の人たちがいた。彼の軽躁的な側面は多くの科学者たちを魅了し、コペンハーゲンの理論物理学研究所という科学者の集う空間を作り上げたが、それは彼にとっての庇護的空間でもあった。

ここで述べられていることの多くは躁うつ病そのものの効果というよりは、躁うつ病親和的な人格特性と創造性の関係である。机上の空論に終わらせない現実感覚や現実主義的対応、あるいは自分の人格特性に見合った環境の醸成などが、彼らの創造性に寄与したということだろう。

うつ病のリーダーたち

　ガミー[10]はさらにこうした観点とは別のコンセプトを打ち出す。平時のリーダーは平凡人（ホモクリットと彼は称するが、これはクリンガーという精神科医が作った造語である）でも構わないが、非常時に彼らは失策を犯す。危機の時代に成功するリーダーは精神的に病んだリーダーだというのである。特にガミーは躁うつ病を取り上げ、ここには4つのプラスの側面があるとする。もっともガミーは躁うつ病といいつつ、結局は躁うつ的な気質のほうに重点を置いているようにもみえる。4つのプラスの側面とは、レジリアンス、リアリズム、共感性、創造性である。うつ病ではこれら4つのすべてが認められ、躁病ではレジリアンスと創造性が認められる。

　共感性は、うつ病親和者の同調性に由来するもので、これがないリーダーは恐怖によって統治するしかないだろう。内海[6]は躁うつ病親和的な人が創造性を発揮する要因のひとつとして同調性のスケールが巨大なときを挙げる。凡庸な人間の同調性では足りないのだ。

　次にリアリズムとはこういうことだ。ヒトラーの脅威に対してイギリスの多くの首脳たちが楽観視していたのに、うつ病のチャーチルだけが早くから悲観的な見通しを持ってドイツの脅威に備えようとしていた。これは繰り返しうつ病相を体験したことや、常に気分が上下する循環気質、あるいは気分循環性パーソナリティであったため、希望的観測に与せず現実を正確に把握しえたということである。ガミーはこれを抑うつリアリズムと呼ぶが、リンカン、ガンディー、マーティン・ルーサー・キングもこの抑うつリアリズムを持っていたとする。ガミーもうつ病がいつでも必ずリアリズムを産み出すわけではないと念を押してはいるのだが、やはり病気としてのうつ状態ではリアリズムよりペシミズムが優位になる。うつ病を繰り返すうちに、冷静に状況を見る目が育つとガミーは言いたいようなのだがどうだろうか。

　うつ病ではない健康な人間が得てして希望的観測のような認知的バイアスを取りやすいという前提に立てば、抑うつはこの認知的バイアスを適度に中和して抑うつリアリズムを産んでもおかしくない。だが適度に中和しなければペシミズムのほうに偏ってしまいそうだ。森山的にいえばペシミズムとオプティミズムの相剋が弁証法的に止揚されて、というのが望ましいに決まっている。

　さて、躁うつの創造性についてガミーは躁の気分高揚による創造性の増大を挙げるがこれもいささか甘いのではないか。アーティストの坂口恭平は躁うつ病を病んだが、「躁状態はまったく創造的ではない」「生み出すのは鬱[11]」と述べている。実際の作業的な部分は軽躁状態くらいが捗るのだろうが、創造はうつだというのである。内海[6]は同調性のスケールの巨大さに加えて、躁のパワーとスピードが加わったときに創造性が発揮されるとする。

躁にレジリアンスを結びつけるのも短絡的で、躁状態で打たれ強いのは弾性であるより剛性であって、常に墜落する不安に怯えながら飛ぶ彼らは折れると弱い。もっとも、躁とは正常の高揚から常軌を逸した逸脱までスペクトラムをなすもので、重度の躁には創造性もレジリアンスもない。その中間で適度に「弱毒化された」躁は創造性やレジリアンスを持つというのに異論はない。同様にうつもあまり制止が強いとアイディアを得る思考もそれを実現する作業もままならないので、創造には適度に弱毒化されている必要がある。

病まなかった芸術家

最後にうつにならないことについて芸術家から学んでみよう。

作曲家のアルテュール・オネゲルは、ペシミスティックな言説に満ちた自伝的著作『私は作曲家である』にも示されるように、米ソ冷戦のさなか、破壊兵器によって文明が滅びるという悲観主義に陥って亡くなっていったとされるが、うつ病にはならなかった。ナチスに抵抗するような交響曲第2番、戦争の痛手を共有するかのような交響曲第3番《典礼風》などきわめて人道主義的な作品で知られる。ドイツ語圏スイス人だが、人生の大半をフランスで暮らした。

オネゲルは友人を作る才能に長けた同調性の人であり、聴衆にどう聴かれるかを尊重した。フランス人としてフランス音楽の振興に努めるが、スイス人かフランス人か悩むことがなく、ナチス容認派とレジスタンスに分断されていたヴィシー政権下での、中立国スイス国民としての行動は許されざるものと取られた向きがある。誰とでも打ち解ける柔和な性質のオネゲルはナチス高官とも仲よくなれたのだ。フランスに住むスイス国民という居場所、その等張性のなさがオネゲルの精神的健康を保ったのではないか[12]。

最後の作品群には、どうしようもなく悲劇的な交響曲第5番《3つのレ》と希望に満ちて清澄な《クリスマス・カンタータ》が同居している。

参考文献

〈1〉松本卓也：創造と狂気の歴史――プラトンからドゥルーズへ．講談社、2019
〈2〉越野好文：双極性障害の病跡学．臨床精神医学 2006; 35: 1423-1426
〈3〉髙橋 徹：作家・北杜夫と躁うつ病――双極性障害の診断．病跡誌 2018; 95: 58-74
〈4〉柏瀬宏隆：鬱力．集英社インターナショナル、2003
〈5〉赤瀬川原平：老人力．筑摩書房、1998
〈6〉内海 健：双極性障害と創造性．臨精医 2017; 46: 307-315
〈7〉五木寛之、香山リカ：鬱の力．東京：幻冬舎、2008
〈8〉門倉真人：鬱のパワー ―― 落ち込んだあとに 3 歩前進する方法．講談社、2008
〈9〉飯田 真、中井久夫：天才の精神病理―科学的創造の秘密．岩波書店、2001
〈10〉Ghaemi N: A First-Rate Madness: Uncovering the links between leadership and mental illness. London: Penguin Press, 2011（山岸 洋、村井俊哉訳：一流の狂気―心の病がリーダーを強くする．日本評論社、2016）
〈11〉斎藤・坂口, 2021
〈12〉小林, 2021

治 12の章 うつ病のレジリアンス

～内なる回復のリズム

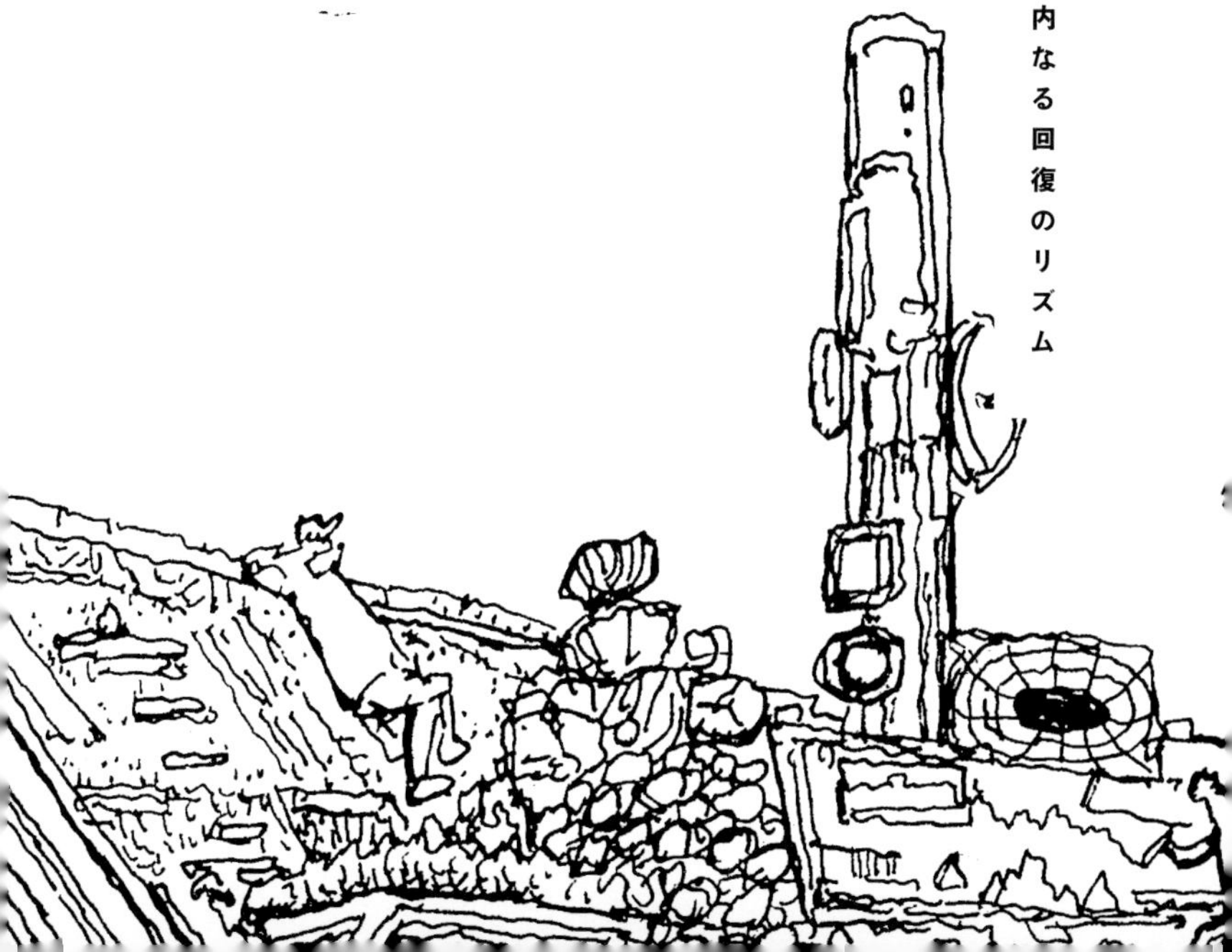

1 自虐と自負

かくいうわたしは、年齢からしてもはや統合失調症にはならないだろうが、認知症はもう始まってるでしょとうちの奥さんにはよく言われるにしろ、うつ病にはなっていないことについては「まだ」なっていないというほかない。精神失調をきたすなら激しい躁病になってみんなに迷惑をかけてやりたいと思っているが、いまだその好機には恵まれない。

なぜわたしは（今のところ）うつ病にならないのであろうか。

躁やうつにならないためには、先に引用した森山に依拠するなら、上昇と落下が二律背反にならないように、弁証法的に統一されるようにすればいいのである。といっても具体的にどうしたらいいものやら訳はわからない。森山が述べているのは人間学的な意味方向性の上昇と落下のことである。上昇には常に落下を伴って行けということであろうか。落下中はちょっとコートを広げて滑空してみようか。

わたしは最近、大学で研修医のお世話をするセクションに属し、精神科医ということで、研修医がメンタルな問題を生じたときに治療対応をしている。落下中にパラシュートを広げるお手伝いのような仕事だ。研修医たちはおおむね順調に研修をこなしていくのであるが、ときどきめげてしまう者がいる。少なからぬ彼らは、一緒に研修している仲間をみると、みなしっかり仕事していて、自分だけができていない、などと訴える。おそらくその研修医の出来が悪いわけではない。そう思い込んでしまうのである。もっともっとできなければならない、あるいは、自分はもっとできるはずだという気持ちが強いのだ。プライドといってもいいし、上昇志向といってもいいのだが、それが自分を苦しめている。

こういうのが人間学的な上昇という意味方向性であろう。強く上昇という意味方向性に駆動されているのに、自分はダメだという落下に転じてしまうところに上昇と落下の相剋と二律背反の破綻がある。

自傷的自己愛

こうした研修医のことを考えていたら、インセルという言葉に出会い、構造が似ていることに気がついた。いや、なに、インセルなんてのは斎藤の著書[1]を読んで初めて知ったのだが、インヴォランタリー・セリベイトの略で、不本意な禁欲主義者、非自発的独身者などと訳されている。カノジョが欲しくてもできないのは、女性が悪いと女性を憎みつつ、他方で自己の容姿に強い劣等感を持っており、容姿で差別する女性という存在を十把一絡げに蔑視するといった屈折した心理を持つ。

もともとはオンライン・コミュニティで女性嫌悪・女性蔑視の主張などを言い合っていたようだが、北米ではインセルを自認する人物による女性を狙った大量殺人や無差別殺人事件が十数件発生するに及んでいる。日本では声高にインセルを謳っての犯罪は未だないものの、無差別刺傷事件の犯人が同様の女性嫌悪を口にしていたことが報道された。

斎藤はこの犯人の女性憎悪は彼の憎悪の一部であり、背後には社会への憎悪、さらには自分自身への憎悪があるとみる。似たような心性はひきこもりの人にも、さらには性別を問わず社会的成功を収めているセレブと言われるような人にもみられることを挙げ、彼らが過剰に自分を卑下することが自傷行為に似ていること、しかも彼らが過剰に自分をディスるのはむしろ自分のことが大切だからこそだと指摘して、これを「自傷的自己愛」と称している[1]。

この「自傷的自己愛」はいびつではあっても病的ではないとし、一番わかりやすい説明は「プライドは高いが自信がない」だと述べる。これ、前述の研修医のことのようでしょう？　それに続いて斎藤は冴えたことを言っている。プライドと自信は逆相関の関係になりやすい。自信がある人はプライドにこだわらないし、プライドが高い人は得てして自信がない。

斎藤の議論はコフート〈A〉の健康な自己愛という概念を基軸に、自傷的自己愛はいびつになった自己愛だが病気ではないと論じていく。興味深く思ったのは、「死んだほうがまし」というほど過剰に自分をディスることと、それが強い自己愛ゆえというこの構造に上昇と落下の相剋が読み取れることである。

でも、自傷的自己愛の人がうつ状態になるわけではない。自分への攻撃と共に、社会へと（実際の犯罪行為という意味ではないが）攻撃性が向かい、自分自身に致命的な攻撃性が向かっていないからだろう。その点で、斎藤は自傷的自己愛には健康な部分があると述べているのだ。

新型うつ病

2010年頃から、マスコミを中心に「新型うつ病」なる言葉が流行り、専門家は

〈A〉ハインツ・コフート（1913–81）、オーストリア出身、アメリカに渡った精神科医、精神分析家。彼の理論は自己心理学と呼ばれ、自己愛パーソナリティの研究で有名。

それはマスコミ用語であって学術的なものでないとコメントするといった現象が起こった。前述のように「新型うつ病」と１９７０年代から提唱されてきた種々の類型とは同一視されたりすることもあったが、マスコミで報道された「新型うつ病」の典型は次のようなものである。

患者は20代、30代が多く、会社などで叱責されるとすぐに落ち込んで仕事を休むが、自分は悪くない、上司が悪いなどと他罰的で、仕事を休むと元気になって休職中に趣味の活動を楽しんでいたりして会社からは問題視される。

坂本ら[2]は「新型うつ病」の人たちすべてが治療を要する「うつ病」ではないだろうということから「新型うつ」と表記し、「新型うつ」について書かれた書籍から、その特徴68項目を抽出した上で、精神科医・臨床心理士24名のアンケートを行って「新型うつ」に特徴的な15項目を選別し、それを３つのカテゴリーに分類した。「対人過敏傾向」「自己優先志向」「『うつ』のアピール」である。

「新型うつ」では、他者からの評価を過度に気にしたり、他者からの評価に過度に反応したりする傾向と、自己の快を他者や集団との関係よりも優先させて追求しようとする傾向がみられ、「うつ」をアピールすることで、他罰の理由獲得と自己評価が傷つく状況を回避することが可能となる。坂本らはこうした心理学的な特徴から「新型うつ」ではなく、「対人過敏・自己優先抑うつ」というべきとしている。

こうした人たちは、斎藤[1]が自己愛というとネガティヴに語られがちと指摘する場合のまさに批判を浴びるような自己愛のあり方を示していると言える。しかしそこにも健康な自己愛は含まれている。「対人過敏・自己優先抑うつ」でもうつが深まれば、うつ病として治療が必要となるだろう。ただ、坂本らが描くような「対人過敏・自己優先抑うつ」の「うつ」は正常の延長線上にある「うつ」ではないだろうか。

上昇と落下の相剋と二律背反

自傷的自己愛でも対人過敏・自己優先抑うつでも上昇と落下が相剋している。つまり葛藤があるという点において神経症水準にある。二律背反となって破綻していないのである。「生きている価値がない」とまで自分を貶めながらも、社会を恨む力を失っていない。些細なことで傷つきながらも、そこから撤退して自分を守ることができる。

うつ病においては、自己愛は家族や会社などの他者や社会からの「反対給付」によって保たれているから[3]（あるいは自己と環境は幻想的に一体化しているから[4]）、自己保身と社会貢献が対立すれば行き詰まってしまうのだ。そのとき相剋は二律背反に陥る。宮本のいうような混合状態においては、おそらく微細なレベルで上昇と落下の二律背反が不断に生じているが、いまだ細かい泡の破裂が集積しているだけなので、全体的に躁状態や鬱状態にはならない。

　対人過敏や自己優先というのは確かに現代的なメンタリティの問題なのだろう。過敏であっても上手に周囲に合わせることができれば問題なさげだが、それが上手にできてしまうが故に苦しくなってしまう人々のことについて尾久は記述している。[5] また、前述のように社会的成功を得ながらもなお自傷的自己愛に翻弄されている人もいる。[1] ここしばらくの流行語のようになっている「生きづらさ」を抱えた人ということになる。

2 生きづらさとポリフォニー

さすれば、藤川[6]は「生きづらさ」という言葉がどのように使われてきたのか調査していて興味深い。この言葉の初出は1981年の日本精神神経学会のシンポジウムでの加藤の指定討論だという。[7][8]最初は地域で生活する精神障害者の話だったようである。それがその時代ごとに、たとえば2004年ごろならば、「不登校」「ひきこもり」「ニート」などの言葉とともに若者の「生きづらさ」が語られるというように、特定のテーマに沿って流布したものの、全体を通してみると特定の状態を示す語ではないこと、2006~2009年ごろを境に、当事者が発言するようになるとともに社会構造への批判が述べられるようになり、さらに「生きづらさ」は「感ずる」から「抱える」に変わってきたという。

つまり「生きづらさ」は社会の問題であるとともに、個人の特性でもあるととらえられているようだ。神経発達症傾向と関連して語られることが多いのもこのためだろう。そして「生きづらさ」が語られる時、そんな社会と合わせなくていいのだという主張がどこかで響いている。だが、合わせずともいられるなら、そもそも生きづらくはないだろう。

人間が群れを作って生活するサルから進化したのである以上、他人と合わせてしまう自分がなくなってしまうことはない。でも、一人でいたい自分もいる。その自分とこの自分が相剋し、二律背反になる必要はないのだ。「生きづらさ」の語りに何かひっかかるのは——別にそのままでいればいいじゃんと言いたくなるのは——、そこに何か自傷的自己愛に似た屈折した感情を感ずるからではないかと思う。

健康な自己愛——水平と垂直のポリフォニー

兼本はいわゆる神経発達症が病だというなら、普通の人、つまり健常／定型発達者も病気だろうという一書[9]をものして、まず次のような話を書く。

怪獣や昆虫に夢中な女の子Aちゃんはちょっとした受験の必要な小学校に入学しますが、そこでBちゃんという子とランドセルの色がかぶって、彼女の注目を浴びてしまいます。Bちゃんは Aちゃんの気を惹こうと、一緒に帰ろうと誘っておいて、約束を違えるなどの「いじわるコミュニケーション」を彼女のとりまきたちと一緒に仕掛けてきます。

しかし、ご明察のとおり神経発達症傾向のありそうなAちゃんはBちゃんの高度な対人関係能力を駆使した「いじコミ」に期待ほど反応しません。時々は泣かされることはあっても、また自分の好きなことに注意が向いて、そんなことは忘れてしまいます。Bちゃんのいじコミはいつしかエスカレートしてついに先生の知るところとなり……。

自分の好きなことにまっしぐらなAちゃんと、健常発達者を惹きつける、昼ドラ、韓国ドラマ、ウェブ漫画（悪女転生ものが該当するようです）そのままをいくようないじコミの手練れのBちゃんと、さて、どっちが「生きづらさ」を抱えているのでしょうか？

斎藤は健康な自己愛を得るということはどういうことか、いくつも言葉を代えて説明しようとしている。それは自己肯定感を高めるなどということではなく、「自分自身でありたい」ということだ。これだけ引用してくると意味がとりずらいので、もう少し拾ってみよう。

「『自分自身でありたい』という欲望の中には、『自分が好き』も『自分が嫌い』も『自分がわからない』も、すべて含まれています」「成熟した自己愛を構成する要素には（中略）、自己肯定感のみならず、自己批判、自己嫌悪、プライド、自己処罰といったさまざまな要素が含まれます。その意味で自己愛とは、自己を自己たらしめるためのポリフォニックな力動です」

そのあと斎藤は治療技法としてのオープン・ダイアローグへと話を進めるが、オープン・ダイアローグでは参加者間での対話による水平のポリフォニーに加えて、参加者個人の内部での垂直のポリフォニーをも射程に入れていたはずである。それについて斎藤は「自己を自己たらしめるためのポリフォニックな力動」と述べているのだが、ここでの問題意識としてはこちらの方が重要だ。垂直のポリフォニーとは、上昇と落下の、自己肯定と自己嫌悪の統合を目指して、弁証法的運動を不断に続けることである。

他方、怪獣や昆虫に夢中なAちゃんの爽快さは、怪獣のようなフィクションを含む、人間以外の何かとの水平のポリフォニーであり、このポリフォニーが響きわたるとき、自分のなかのポリフォニーそのものが重要さを減ずるのか、あるいは自分のなかの主旋律（自己肯定であれ、自己嫌悪であれ）が重要さを減ずることで全体がよりポリフォニックとなるのか、いずれにせよ自分などというものは軽くなる。軽くなって自分の好きなあれこれとポリフォニーを綾なす。

そして自分でありたいということのこのポリフォニーは、あるいはノンヒューマンなものとのこのポリフォニーは、落ち込みや高揚をもう一度未分化な感情に、感情の母胎に戻してみる役割を果たすはずだ。だから、「混の章」で触れたジャルとかフモールといったさまざまな民族にある複合的な感情は健康な自己愛、成熟した自我に結びついていくだろう。そうした複合的な感情が芸術のなかに実現されることには、きっと意味がある。

二律背反の破綻を防ぐ

ユーモアという言葉は、このドイツ語のフモールに由来する、というかその英語読みである。つい最近もこんなことがあった。うつ病から回復して復職した中年女性である。復職して一年以上も経つのだが、まだなんとか仕事をこなしているという心許ない気持ちのようだ。彼女の勤める会社は小学校の近くにあり、会社の社会貢献活動ということであろうか、社員が交代で朝早くに横断歩道の旗振りに立つのだというが、いったん彼女にも順番が回ってきたものの、自信がなく他の社員に代わってもらっていたのが、また順番が回ってきたのだ。やればできると思うが、自信がないと悩んでいる。

しばし話を聞いて、逃げてしまってていいと思うと見解を述べたあと、「こういう言い方をすると失礼だが」と前置きして、「はっきり言って、どーでもいいです」と言ってあげる。もちろん「どー」は付点四分音符くらいの長さである。すると患者は笑って「そうなんです。些細なことなんです」。もちろんこの放言を受け止めてくれる馴染みの関係があって、患者にも余裕があると見切らなければ言わないが、行くか行かないかの相剋が二律背反の破綻に陥らないようにユーモアをまぶしたのである。

というのはうつ病を論じてこんな巫山戯《ふざけ》た本を書く言い訳でもある。

うつ病に（あるいは、躁病に）ならないようにすることは、うつ病を治すことよりも、その再発を防ぐことと共通する論点である。うつ病の治療については、負荷状況から離して休養させるとともに、抗うつ薬を使用、不眠があれば入眠導入剤を併用する。双極性が疑われる場合は、双極性うつ病によいとされる非定型抗精神病薬や、気分安定薬を併用しての抗うつ薬使用を行う。薬物抵抗性の場合は、電気けいれん療法や経頭蓋的磁気刺激療法などを考えるとともに、もう一度、症候をとらえ直して、診断を再検討する。家庭であれ職場であれ、患者の負担が大きい状況があるなら、それを改善するよう周囲の人々に依頼する。わたしたちの教室でやっていることはそんな当たり前のことである。

3 回帰性と剛性

それにしても、うつ病は治る病気であった。

わたしの研修医時代、ある種の原則論あるいは範例的症例への言及ではあるが、うつ病相は放っておいても数カ月もすれば収束するもので、抗うつ薬の効果はたかだか病相からの回復を早め、病相を短縮するだけのものだと指導医から教わった。自他共に躁うつ病と認める小説家の『どくとるマンボウ』北杜夫はきちんとした治療は受けていなかったようだが、躁なんか3カ月でよくなる、うつもその倍くらいと述べている。[10] 妻も躁は数カ月と言っていたようだ。それでだいたい4年の周期で躁がやってきたという。もちろん、「だいたい」ではあるようなのだが。

内海[4]は単極性／双極性の二元論が気分障害を単純化して、安易に躁とうつが対極にあり、周期的に繰り返すというイメージを作り上げたと述べている。木村の時間論[11]で言えば、「過去」に関わるポスト・フェストゥムのうつと、「現在」に関わるイントラ・フェストゥムの躁は相互排除的ではなく、いわば垂直に交差する関係にあり、両者は周期的に変換するどころか、混じるのである。[4]

とはいえ、躁はそのうち鎮静されるし、うつからはそのうち賦活されるだろう。治療というものは、所詮は自然の理に竿さしてうまくいくものではなく、放っておいてもよくなるはずなのに、それを阻害しているものを取り除き、よくなるべき方向に乗っかっていくものだ。放っておいてもよくなる要因があるのなら、そこに注目するべきであり、そんな方向に治療を考えるのがレジリアンスという思想である。だからうつ病にレジリアンスがあるなら相性に経過するそのことにある。つまり、この疾病そのものが内的に保有する回帰性である。

エンドンと生命のリズム

だが周期性がないなら、回帰性などあるべくもない。確かに軽うつで慢性化している症例に遭遇することは稀ではない。他方で周期的に病相を繰り返す症例もある。典型的には性周期に一致した躁うつ、つまり思春期周期性精神病であろうし、操作的診断基準にだって気分循環症がある。回帰性は生物学的要素に依存していると思われるのだが、テレンバッハ[12]のいうエンドンがこれにあたる。

彼は「内因性」というときの「内」にあたるもの、すなわち「内なるもの」をエンドンと呼び、心因と身体因の間にあるもの、内側に見いだされる自然、そしてそれが変調を起こしたときに統合失調症や躁うつ病となるものとして描き出した。内因は生命的事態のリズム性と流動性、動きであり、生の表出の全部において示される精神病的変化の全面性と関わっている。

またもやエンドンという厄介な概念が出てきたが、雑駁に言って、バイオリズムのようなものか。いやいや、バイオリズムが流行ったのは1960年代から70年代で、疑似科学と断じられており[13]、オカルトか占いかというレベルの話である。まあ、現状、エンドンも疑似科学のようなものだから、いいといえばいいが、まともな科学としては時間生物学がある。生物の持つ生物時計を研究する分野である。

心拍や神経パルスをはじめ、生物にはさまざまな周期を持つ現象が内在している。おそらくそれらは天体の周期に由来する環境変化に適応するために発達したものであろうが、そんなことを言うと宇宙のリズムと同期する神秘主義的なアヤシイ話になりそうでヤバい。

とはいえ、わたしも夜型人間なので、午前中はルーチン・ワークはこなせるが、原稿書きはとんと進まぬ。ノってくるのはもう寝なきゃというころで、そのころには寝てしまうのでとんと進まぬ。こういうのは概日リズムである。

概月リズムは性周期や周期性精神病、あるいは狼男伝説と関わっており、概年リズムならば季節性うつ病に大いに関わっている。誕生から死も全音符をいくつもつなげた後に鋭く奏でられる十六分音符のようなデカいリズムである。生物時計にはこのように多様な周期のものが多数重畳しており、その複合体がエンドンという概念と被っているると考えたらいいのではないだろうか。だから、そこには周期性はあるのだが、多数の時計が干渉し合うなかで、必ずしもきれいに周期性が表れるわけではない。

気分の回帰性

だが、いったん気分が躁やうつに振れはじめたとき、その気分の動きそのものに回帰性があると考えていいのではないか。うれしい気分はすっと湧き起こり、あるプラトーに向かって増強したあと、減衰してまた平常に戻る。戻った後もしばらく小さなリズムを刻むかもしれないが常にそこには回帰がある。うれしさが爆発する、時にはそんなこともあるかもしれないが、通常はまた普通の気分に回帰していくものである。悲しい気分も然り。

相反する気分が同時に生ずることもあるが、それらは微妙な色合いに染まって動くだけで、相剋して二律背反に陥ったりはしない。おそらく気分の母胎のようなものがあって、気分はそこから起こってそこに回帰していくからである。レジリアントな気分や感情はそんなリズム性を持っているのではないだろうか。そして気分や感情のリズム性は生命の、あるいは生活のリズム性と密接に関係しているはずである。

ここまで論ずると、躁やうつが回帰するというだけではない、躁うつの回復の図式が描ける。それは先に「上昇力」と「落下力」に加えたもうひとつの因子、「拮抗面の安定化因子」に関わる。「拮抗面の安定化因子」は気分安定薬の効果と述べたが、他に考えられるのは人格構造である。

うつ病親和者が持つ剛性

うつ病の病前性格として、従来、支持されてきたのは、テレンバッハのメランコリー親和型[12]であり、下田の執着性格[14]である。クレッチマー[15]のように、気質－病質－疾病という線形の進展を想定するならば、気質はまさに疾病に対する脆弱性の謂いということになるが、メランコリー親和型や執着性格に包摂される、几帳面、完璧主義、秩序愛、規範や役割への同一化、対他配慮といった特徴は、少なくとも産業革命以降の近現代社会においては美徳とされる特質であり、その特質ゆえにうつ病親和者は社会的信頼を得て、多くの仕事を任されるのである。彼らがうつへと破綻するのは、重荷を抱え込んだ末でのことであり、逆にいえば多量の仕事を長期にわたって遂行する力をもっているのがうつ病親和者である。

他方、クラウス[16]は躁うつ病患者の同一性過剰を指摘したが、彼らは感情や行動や内的な姿勢に過剰に同一化するために、彼らの存在全体がある感情に同一化するとぶれがない。彼らはものごとを真面目にとって、その重荷を引き受け実直に作業を遂行する。いわば単一用途の機械のように無心に働くわけであり、それは強力に社会適応的な側面である。つまり、一時的にはこうしたうつ病の病前性格は上昇と落下の二律背反を抑え込んでいる。

しかしながら、彼らの性格特徴はある状況下ではうつに転ずる危険因子でもある。うつ病親和者は秩序・規範や役割に自己を同一化し、強力に作業をこなしていくが、そのやり方は硬直した強力性であって、柔軟性を欠き、早晩破綻へといたると考えられる。つまり彼らはひとつのモードに同一化することは得意だが、両価的な状況に対処したり、ものごとを異なった側面から眺める融通性が乏しく、猪突猛進型の進撃で突破できないと対処不能となってしまう。

また津田[17]が述べるように、彼らの体質的特徴が、上述のような社会適応の様態を招き寄せる側面がありながらも、自己に要請される仕事に常に自己を同一化できるとは限らないという本質的な齟齬がありうる。

内海は[4]、うつ病親和者は、存在することの不全、「ただあること」に安らえないことを、強迫的なコントロールの機制によって受動を能動に転換する契機を見出し過剰に代償する、と論ずるが、ここにも彼らの社会適応の強力性とその危うさが描かれている。彼らは同調性を持つとともに、強迫性を持つ。同調性と強迫性、社会適応の様態と体質的特徴が同じ方向を向いている時はいいが、それが嚙み合わなくなる時が必ずくる。

うつ病親和者の状況への対応の強さは、レジリアンス＝弾性ではなく、剛性の特徴に合致する。剛的な物体はかなりの強さのストレスをものともせずに跳ね返すが、一定以上の強さの力が加わると、案外脆く、ぽきりと折れてしまう。うつ病間欠期の精神療法が柔軟性やよい意味でのいい加減さを取り入れるように支持することはここに注目していることになる。

4 音楽なき音楽療法

しからば、リズム性でさらに変奏しよう。

フックス[18]はうつ病が間主観的時間からの脱同調の病〈B〉であると述べたが、松浪ら[19]は、社会のリズムと患者本来のリズムの齟齬について言及しており、示唆に富む。ここでいう個人のリズム性とは、概日リズムや月あるいは年周期の生物学的リズムを基盤に、個人の些末な日常生活のリズム、哲学的な生の躍動をも視野に入れて考えるべきで、エンドンと言い換えてもおそらく大きく間違ってはいない。

他方、社会には個人とは関係なくさまざまなリズムが存在する。従来のメランコリー型のうつ病患者はその同調性をもってして社会のリズムに自己のリズムを強迫的に合わせて一定の成果を上げるが、やがて社会に対してリズムを同調できなくなり、自分自身のリズムにも失調をきたす。現代のうつ病では社会のリズムに同調することを避けたり[19]、社会のリズムと同調する前に自己のリズムを乱してしまうため[17]、従来とは異なった病像をとるのかもしれない。

硬化したリズムから脱却するために

松浪ら[19]は社会とのリズムの同調を避けて、「マイペース」としての趣味的領域での反復的な活動に没頭する症例を挙げるが、この反復的な活動を「硬化したリズム」と

〈B〉下世話な言い方をすれば、世間一般の時間から外れてしまう病気である。

称している。同調性をほとんど持たずに等張的な人はあくまで自分自身のリズムを刻んで、社会のリズムに頓着しないので、変人とみなされるだろうが、調子は崩さないだろう。それが相応に同調性を有する場合には、社会との齟齬には自覚的であろうから、「マイペース」を保つためには硬直した反復に逃げ込まざるを得なくなる。

従来型のうつ病でも患者は少なからず「硬化したリズム」を持っており、それを社会のリズムに強引に同調させて遮二無二活動しているのではないだろうか。しかし「『硬化した』リズムとは形容矛盾であって、これ自体はもはやリズム体験ではない。というのは、本来、『リズム』とは単純な反復ではなく、柔軟にゆっくりと変化していく躍動性を有しており、この躍動性が生む差異によって成立する意味体験だからである」[19]

松浪らはこのリズムを取り戻すことを治療目標に上げているが、弾力性を持った柔軟で躍動的なリズムを持つこと、それがうつ病に対するレジリアンスではないだろうか。樽味[20]はディスチミア型の治療の心得に、心的弾力性の評価を挙げているが、「待合室の姿や足取り、表情や眼の動きに現れる」という心的弾力性とはまさに個人のリズムのことであり、レジリアンスである。

日常の柔軟にゆっくりと変化していく躍動性

他方、速度と効率を強く求める現代の社会自体が、個人のリズムとの同調を困難にしている側面も否定できない。いうならば社会のリズムも硬直化し、もの凄い速度で複雑なビートを打ち続けていたり、あたかも機械が生み出すパルスのようになって、そこに個人のリズムを同調するように強要しているのである。今日、その数が増えている遷延化したうつ病は社会のリズムの硬直化を要因としている場合がある。

加藤[21]はうつ病からの回復にあたっては、社会に曝された「裂開相」から、いったん引きこもった「内閉相」に患者をおくことが重要と述べている。これは社会のリズムから身を引いて自己のリズムを再調整するという意味があるだろう。

要するに休ませろということである。患者を励ましてはいけないというのは精神科臨床の常識であったが、大前[22]によればその起源は、1923年の英国の教科書、1959年のドイツ語の小冊子に見出せるようだが、日本語で確認できるのは1969年に翻訳されたシュルテの『精神療法研究』の「患者を励ましたり、説教したり、無理な努力を強いるという間違ったやり方をことごとくやめさせる」[23]という一節だという。

ただ精神科臨床に流布したのは1980年前後のようである。

井原はこの激励神話に異を唱える。[24] 一時的に休養は必要だが、「薬を飲ませて寝かしておけばいい」ではない。このセリフにはたぶんに製薬会社の宣伝めいた響きがあることに、いまさらながら気がついた。弾力性を持った柔軟で躍動的なリズムでもって日常生活を営んでいくことが必要である。激励は患者をもとの過重労働の状態に追い込む可能性があるところに問題があるが、環境が整えられたのちに仕事に戻るという際の不安に最後のひと押しの励ましをかけることは、弾みをつけてリズムに乗せるかぎりにおいて望ましい対処である。薬に頼らない精神医療を志向する井原が、生活習慣を整えることを重要視するの[25]もこうした文脈からみることができる。

いい大人に対して小学生に言うような小言は言いたくないと思っていたわたしも、「規則正しい生活」は意外に馬鹿にできないと思うようになった。軽うつで留まってなかなか改善しない患者が、特に問題とするような量ではなかったが、飲酒をやめたところ、うつが改善したのを経験したこともある。もっともただ規則正しい生活だけでは面白みがない。そこに、ささやかにクリエイティヴなものが関わらないと。[26]

また生物学的な観点からも、産業化・技術革新・サービス業中心の現代社会においては、努力に見合った報酬に裏付けられた、基本的な生活の糧を得る身体活動が縮小しており、それが脳の感情調節に影響しているとランバート[27]は述べている。彼は日常の糧を得る活動の縮小が人生の重圧・難問に対するレジリアンスを損じていると述べるが、これは森田療法にも通じていく考えであろう。森田療法もまた個人のリズムを回復する試みにほかならない。淡々とした日常の時間に健康生成的側面をみる杉林のアプド・フェストゥム〈c〉という概念も同様に、単調な日常的反復ではなく、何気ない日常の「柔軟にゆっくりと変化していく躍動性」[28]について述べているのだと思う。

わたしが自治医大で初期研修をしていた際、少し年上の阪上正巳先生は音楽療法を志向しており、よく音楽の話をした。その後、ウィーンに留学し、音楽療法を研究して、音楽大学の教授となられたが、かつて、楽器を持たなくとも音楽療法はできるとおっしゃっていた。「音楽なき音楽療法 Musiktherapie ohne Musik」をやればよいのだと。爾来《じらい》、そのことはいつも少しは意識している。実行できているかはわからないが、「横断歩道の旗振り、行くか行かぬか」とけたたましくピッコロを奏する患者に、バスチューバで「どーでもいい」などと合いの手を入れるセッションはしているつもり。生のリズムを取り戻すためには、けだし臨床のセッションは「音楽なき音楽療法」とならねばなるまい。

〈c〉「刻の章　不安、恐怖、抑うつ〜未来の脅威、現在の危機、過去の呪縛」を参照。

5 ニューロダイバーシティの転調

しかして民生用の人工知能（AI）の発達には目覚ましいものがある。画像生成AIがデザイナーの仕事を奪うとか、AIに作曲させたり、小説を書かせたりというニュースを聞くと、シンギュラリティは何世紀後じゃなくて、何十年後にはもうやってきそうだ。もっとも画像生成AIも入力する文字列の巧拙で出力が変わるし、チャットAIが罵り出したとか、脅迫を始めたとかいう話を聞くとまだまだだなと思う。

フェイスブックでは利用者の書き込みからAIを使って自殺の兆候を読み取り、専門のスタッフが対応するというサーヴィスを少なくとも米国では始めたというニュースがあった。同様にテロリストを探すというか、テロ・コンテンツを削除するという活動も行っているというので、政府に批判的な人を探し出すのにも応用可能であろう。ウクライナ戦争のさなかロシアがフェイスブックのメタ社を「テロリストおよび過激派」に認定したそうである。1970年の大阪万博のテーマは「人類の進歩と調和」だったが、冷戦が終結し、国際宇宙ステーションが運用されるなどという状況をみながらこのテーマの実現をちょっと実感しかかったものの、半世紀たっても進歩もしなけりゃ調和もねえ。まだまだだな、人類。

医者の仕事はＡＩに代行されるという話もあって、画像診断や病理診断など専門医の名人芸でやっていた画像処理はＡＩのほうが上手くやる可能性が高い。精神科でも、10分ほどの会話で認知症の可能性を判定するソフトが出たが、同様の診断をうつ病で行うソフトも開発中ということである。

世の中には話を聞いてもらいたくて堪らない人がいるもので、夜間当直帯に電話してきて延々と話す迷惑な患者に遭遇すると、「壁に向かって話してろい」と思うが、壁に向かって話してはくれない。こっちが聞いていようがいまいが、人間に話したいもののようである。

ではＡＩに向かって話してくれるのだろうか。当面、ＡＩに話を聞いてもらうのじゃやだという人が多そうだから、精神科医の仕事はなくならないだろう。だが、ＡＩは安価で多数に供給できるというメリットがある。ＡＩがわれわれを精神面でサポートしてくれるようになるなら、『ドラえもん』の世界が実現するということになる。ひみつ道具は出てこないにしろ。

それでも技術革新の波は精神科にも押し寄せていて、機能性ＭＲＩで脳活動の同期している部位（脳機能結合）をＡＩを使って精密に探し出し、ＤＳＭ－５の「うつ病」

の「メランコリアの特徴を伴う」症例に特徴的なパターンを割り出すという技術が登場し、[29]精度を高めているということである。遠からずうつ病診断の補助となるかもしれない。

これは本書でも繰り返し問題にしてきた内因性うつ病を生物学的に同定する検査といえるが、結局、DSM－5の診断基準によって立っていることがひとつの問題である。たとえばDSM－5では妄想性障害だが、機能性MRIでは内因性うつ病だと同定できるようなものなら価値は大きい。また内因性の病態といっても、どうしても神経症性の要素が入ってこざるをえないのが実情だが、その内因と心因のスペクトラムがどう検査に反映するのやら。

21世紀のニッポンのうつ病

本書を締めくくるにあたって、これから先の見通しを立ててみたいと思ったのだが、まあゴリ夢中、いや五里霧中である。ゴリラなどとの共通の祖先からヒトがお別れしたのは700万年前らしいが、少なくとも20万年から30万年は進化していないホモ・サピエンスに備わる危険因子、全例ではなく一部の個体において先鋭化する脳の要因がうつ病には関与しているはずであり、そこが薬物療法やニューロスティミュレーション（神経刺激療法）のターゲットである。大前はニッポンのうつ病というが、「ニッポンの」を取っても通用する汎用性のある概念を再興し、その診断学と治療学を洗練させる必要がある。

これはDSM－Ⅲが導入されてからずっと言われ続けていることだが、症状を並べて拾うだけの診断ではだめなのだ。精神科の疾患の場合、内科の疾患のような実体はありえないのだが、それだからこそ「うつ病」という概念が必要なのだ。

編集のナカダチさんをまた連れてこよう。ナカダチさんとは実際にお会いしたことはあるが、やりとりはほぼ電子メールである。それでも年は幾つだとか、家族はいるのかとか、なんで医学系出版の編集者をするようになったんだなどと詮索していけば、メールだけでも、こんな人なんだなという形を描いていくことはできる。でも実際に会ってみると、外見的印象、声音、立居振舞いなど非言語的な情報が入ってきて、「こんな人」という肉付きはさらに豊かになり、ああ、ナカダチさんて、わたしのよく知っているタイトウさんとよく似た人だとか、ソトネさんとは正反対の人だといった印象が湧いてくる〈D〉。

診断でやっているのもこんなことである。ナカダチさんが患者で、問診でカルテに

〈D〉ナカダチ＝中立なら対等だろうし、正反対は外寝さん。お粗末さま。

書いた情報が、メールのやりとりの情報ということになる。その上で実際に会っての印象が、「タイトウさんと似ている」というのは、「うつ病」さんと似ているという印象なり直感のことを言っている。この「うつ病」さんというのは、実体ではありえないが、実体に近いところまで練り上げられた内因性うつ病の概念である。「うつ病」さんは最初は教科書の記述として出会うが、その後、多くの患者と接するなかで精神科医の頭のなかで陶冶される病気のイメージやこの病気の患者の姿であって、新たな患者をうつ病と診断する時には、ナカダチさんと「うつ病」さんは似た人なのかどうか対比しているのである。これは大前[22]も強要しているが、精神疾患は実体的なものでないとしても、それに苦しむ患者は実体なのだ。

ところが「うつ病（DSM-5）」さんは書き割りののっぺらぼうのようなものなので、頭のなかで対照できるようなものではない。大前の言葉を借りればこの「ニッポンのうつ病」さんは、いまや「うつ病（DSM-5）」さんという書き割りによって忘れ去られようとしているのである。

うつ病ダイバーシティ

さて、そのうつ病のコアな部分に心理的な現象が関わるのがヒトという種に必須のことであり、それは時代や社会の変化に影響される。しかしながら、進化しないんだから変化と言ってもそんなにドラスティックに変わるわけではあるまい。この部分が診断を霧中に彷徨わせる要因でもあり、他方、再発を防ぐために梃入れ可能な領野である。

先に引用した兼本は、神経発達症を障害や病気とせずに神経多様性、ニューロダイバーシティととらえることに倣って、健常／定型発達者をニューロティピカルを患う人々ととらえ返している。[9] このニューロティピカルな「障害」とは対人希求性が強く、他者からの承認を必要とすることということになるだろう。兼本によれば、昭和の大きな物語による自己像の承認の代わりに、平成・令和ではソーシャル・メディアでの「いいね」という承認にとってかわっているのだが、そうは言っても基本構造は同じである。うつ病になる人の特徴とされるのは、このニューロティピカルな「障害」の一部が肥大したようなものであって、いわばニューロオーヴァーティピカルである。

もっともその特性もニューロダイバーシティのひとつということもできる。

ニューロなんとかと言ってしまうと、それは神経系がそうなっているから変えようがないといった認識になりがちだが、健常発達も神経発達症もみながその要素を多寡の違いはあっても持っているものである。

「時に私たちは自分のうちのＡＤＨＤ的心性のポテンシャルを極大化して現状の閉塞に穴を開けることが必要な場合もあれば、健常発達的心性のポテンシャルをフル稼働させて、この世界にきちんと住まうことが必要な場合もあるというのが実情に近いのではないか[9]」

生きにくさとは自分のなかにあるこのポテンシャル、自己内部のニューロダイバーシティに気づけないことなのではないだろうか。ティピカル、ハイパーアクティヴ、オーティスティックと転調を繰り返すことができれば、地球が物理的に住めない状態にならないかぎりはなんとかやっていける。

うつ病になりそうな人、そこからいったんは回復した人がそのようになれるようにどう援助したらいいのか、ゴリラはいまだ夢の中を彷徨っている。わたしの医師としてのキャリアは先が見えているが、それまで彷徨い続けるしかないし、そのあとは後続のゴリラたちに歩みを進めてもらうしかない。どうか先へ進んでくれ。

〈1〉斎藤 環:「自傷的自己愛」の精神分析. 角川書店, 2022
〈2〉坂本真士, 村中昌紀, 山川 樹:臨床社会心理学における“自己”:「新型うつ」への考察を通して. 心理学評論 2014; 57: 405-429
〈3〉内海 健:うつ病の心理―失われた悲しみの場に. 誠信書房, 2008
〈4〉内海, 2020
〈5〉尾久守侑:偽者論. 金原出版, 2022
〈6〉藤川奈月:「生きづらさ」を論じる前に―「生きづらさ」という言葉の日常語的系譜. 北海道大学大学院教育学研究院紀要 2021; 138: 359-374
〈7〉加藤博史:街で患者として暮らすものの生きづらさ(主体的社会関係形成の障害と抑圧)と P. S. W. 機能. 精神経誌 1981; 83: 808-810
〈8〉藤野友紀:「支援」研究のはじまりにあたって―生きづらさと障害の起源. 子ども発達臨床研究 2007; 1: 45-51
〈9〉兼本, 2023
〈10〉髙橋 徹:作家・北杜夫と躁うつ病―双極性障害の診断. 病跡誌 2018; 95: 58-74
〈11〉木村, 1982
〈12〉Tellenbach, 1983
〈13〉本間研一:時間生物学の歴史―日本編. 時間生物学 2010; 16: 48-51
〈14〉下田, 1941
〈15〉Kretschmer E: Körperbau und Charakter: Untersuchungen zum Konstitutions Problem und zur Lehre von den Temperamenten, 20 Aufl., Berlin: Splinger, 1955(相場均訳:体格と性格―体質の問題および気質の学説によせる研究. 文光堂, 1960)
〈16〉Kraus A: Sozialverhalten und Psychose Manisch-Depressiver. Stuttgart: Enke, 1977(岡本進訳:躁うつ病と対人行動. みすず書房, 1983)
〈17〉津田, 2014
〈18〉Fuchs T: Melancholia as a desynchronization: towards a psychopathology of interpersonal time. Psychopathology 2001; 34: 179-186
〈19〉松浪ら, 2006
〈20〉樽見, 2006
〈21〉加藤, 2013
〈22〉大前, 2022
〈23〉Schulte W: Studien zur heutigen Psychotherapie. Quelle & Meyer, 1964(飯田 眞, 中井久夫訳:精神療法研究. 医学書院, 1969: 岩崎学術出版社, 1994)
〈24〉井原 裕:うつ病激励禁忌神話の終焉. 日本評論社, 2009
〈25〉井原 裕:精神療法の人間学―生活習慣を処方する. 岩崎学術出版社, 2020
〈26〉小林聡幸:日常生活の創造性―チャールズ・アイヴズとジャチント・シェルシ. 加藤 敏編:レジリアンス・文化・創造. 金原出版, pp.200-217, 2012
〈27〉Lambert KG: Rising rates of depression in today's society: consideration of the roles of effort-based rewards and enhanced resilience in day-to-day functioning. Neurosci Biobehav Rev 2006; 30: 497-510
〈28〉杉林, 2021
〈29〉Ichikawa N, Lisi G, Yahata N et al: Primary functional brain connections associated with melancholic major depressive disorder and modulation by antidepressants. Sci Rep 2020;10: 3542

ポストリュード

こんにちは

この本を手に取ってくださり、ありがとうございます。

本書は、うつ病について正確な知識を提供し、うつ病を抱える方やそのご家族、また医療従事者の方々がうつ病を理解し、効果的な治療法を見つけるための情報を提供することを目的としています。

うつ病は、現代社会において深刻な問題の一つとなっており、多くの人々がこの病気に苦しんでいます。しかし、うつ病についてはまだまだ誤解や偏見があることも事実です。本書では、うつ病について正確かつ包括的に解説し、うつ病を抱える方々やそのご家族に対して、より深く理解してもらえるよう努めています。

本書を執筆している期間は、文章生成ＡＩ、チャットＧＰＴが登場して話題沸騰している最中で、物書きが仕事を失うんじゃないかという勢いだったので、早速ＧＰＴちゃんに「うつ病に関する本のあとがき」を生成してもらった。そうしたら、こんなふうに始まったのだが、なかなかご大層なことを述べているではないか。ただ、あとがきから先に読む人がこれを読んで興味を持ってくれるかといえば、どうかなあと思って、「あとがきから先に読む人が興味を持ってくれそうな、うつ病に関する本のあとがき」をＧＰＴちゃんにお願いしたら、ただ冒頭に「こんにちは」が付加されただけだった。やるな、ＡＩ。

こんにちは、ここからが本当のあとがきです。

本書はれっきとしたうつ病の論文集である。ふだんからあまり歴としたことはないので、歴とするには何をしたらいいのかよくわからないのだが、論文を列記するのだと思う。そこにまえがきとあとがきでも付けたらいっちょあがり。

これまで書いてきたうつ病の論文をまとめていっちょあがりの本にしたいと思って、金原出版の中立さんに相談したら、内容が硬い、もっと広い読者に訴えるものにしないとあかんと言われた。いや、そう言われたわけではないが、中立さんの言いたいことはそういうことだとわたしは理解した。そこで論文と論文の間にエッセイとも解説ともつかないものを挟む形でサンプルの執筆を始めた。硬い椎骨の間に柔らかい椎間板を挟む、論文集脊椎化計画である。

しかしそれでもまだ硬いという判定。どうしろってんだ、つまり骨抜きにしろってことか。いやいや、抜いてはいけない。骨をコツコツと削って削って、その間にマシュマロとかマヨネーズを挟み込んでみました。

そのマヨネーズやタルタルソースには精神病理学の常識的知識を柔らかく解説したり栄養を封じ込めたつもりである。もう少しきちんと勉強したい向きにはさらに骨のある文献に当たっていただければ幸いである。カルシウムを摂ってくだされ。

ここが難解という中立さんのご指摘というか無茶振りに応えて、たとえ話やらくすぐりを書き足すのは楽しいことでもあり、ネタ作りに追われる漫才師ってこんなんだろうかという苦痛でもあった。しかしなんかシリアス・マンガで急に登場人物が三頭身になってギャグを飛ばすようなのを書いている気がしてきた。マンガの手法としては『鬼滅の刃』にもあるし、常套手段となっているが、散文としては世紀の奇書とはいかずともユニークだろうと思う。

なにしろこれまで書いてきたうつ病論文をまとめるだけの構想なので、全体に冠すべきタイトルが最初から頭にあったわけではない。ただ、躁うつ混合状態の議論に深く関わっているあたりが、宮本学派としての特徴なのだろうから、サンプル原稿は『うつ病の混合状態論』としておいた。その後、骨抜きにし始めてからはコード・ネームは『シン・うつ病論』もちろん本気でそのタイトルにする気ではなかったが。さすがに『シン・なんとか』などというタイトルは低予算外国映画の邦題くらいなものだと思っていたが、大手酒造メーカーやお菓子メーカー、さらには医学出版社も、やっておりますな。いやはや。

中立さんとは何かキャッチーな言葉を、とは話していたのだが、「ダイバーシティ」はどうかという提案があった。実はわたしもキャッチーな単語として「ダイバーシティ」「クロストーク」「シンギュラリティ」なんてのをメモっていた。中立さんからすると、わたしの原稿を読んで、うつ病の病態にもいろいろあるなといった感想を持たれてのダイバーシティだったようだ。その点からするとわたしの気持ちとしてはむしろ『うつ病シンギュラリティ』、「新型うつ病」だとかごちゃごちゃ言わずに、うつ病の本当のコアなものを明示していかないとよくないぞと思っていたからである。だから内海 健先生の『気分障害のハード・コア』という書名には大いに共感するところがあった。

とはいえ、うつ病におけるさまざまな病態を述べてもいるので、その点ではうつ病ダイバーシティではある。ちょうど、ダイバーシティを謳う企業にかぎって実現できていない、などという記事を目にして、シン型うつ病なんて多様化させる世間の風潮への皮肉のようなタイトルにも思えるし、肯定的な含み、否定的な含みをひっくるめてうつ病ダイバーシティでいいじゃないの。表紙のイラストは潜水夫の暮らす都市のイラストでお願いします。

おそらく企業がダイバーシティを気にかけねばならないのは、欧米での「社会正義」運動対策の輸入ではないだろうか。考えられるありとあらゆるマイノリティ集団のアイデンティティを作り出し、その集団が差別されていると一方的に主張する過激で、排他的で、分断的な運動である。ついでにその「社会正義」運動が障害学に及んだところでニューロダイバーシティなどという言葉も生み出されているのだと思う。ま、物事を見る目にはダイバーシティが必要だ。

本書の構想を試行錯誤する段階では、自治医科大学精神医学教室の稲川優多先生、志賀順一先生に草稿を読んでもらい、貴重なご意見をいただいた。「ガイドラインや診断基準では立ち向かえない」というセリフは稲川先生のものである。志賀先生に加え、鈴木伸哉、山内彩希帆、石塚晶啓 各先生には校正を手伝ってもらった。ありがとうございました。

また教室には職場結合性うつ病の加藤 敏先生（現・小山富士見台病院）、未熟型うつ病の阿部隆明先生（現・小山富士見台病院）はじめ、大塚公一郎先生（現・自治医科大学看護学部）、岡島美朗先生（現・自治医科大学さいたま医療センターメンタルヘルス科）といったうつ病の論客がいて、常々大きな刺激を受けてきた。本当にありがたいことである。こうした先輩・同僚の活動を見ているとお前が何をいまさらうつ病についてほざくところがあるのかと思ってしまうのだが、ほざいてしまいました。

さて編集も進み、そろそろ組版という段階になって、ウー、ウー、ウー、敵襲があった。ＤＳＭという強敵である。ＤＳＭ－５のテキスト改訂版ＤＳＭ－５－ＴＲ（原書２０２２年）の日本語訳がこのタイミングで出版されたのである。テキスト改訂だけならいいのだが、疾患名の日本語訳が大幅に改められていた。あわてますよね。ＤＳＭ－５（日本語訳２０１４年）では「なんとか症／なんとか障害」と併記されていたのが、約10年の使用で定着をみたと判断したのか、ＴＲでは「なんとか症」に一本化するというのが大まかな傾向で、「ディソーダー」を「障害」と訳すのをやめましょう運動が貫徹されたわけである。

ただし「適応障害」のようなものは「適応症」にすると、薬の適応症になってしまうので、「適応反応症」になったり、併記のなかった「双極性障害」がいきなり「双極症」になったり、まだしばらく馴染めなさそうである。

しかしながら今後これが定着していくのだろうから、長いものには巻かれて、本書でもおおむねＤＳＭ－５－ＴＲに準拠した。ＤＳＭ－Ⅳと５－ＴＲとで英語では同じ名称でも、日本語訳は「双極性障害」「双極症」になってしまうようなところは、その都度、わかりやすいようにしたつもりだが、「双極症」って何って文句があったら、どうぞ●●書院さん（検閲済）のほうへ。

金原出版では『レジリアンス』のシリーズ、それから単著『行為と幻覚』などの編集で大塚めぐみさんにずっとお世話になっていたが、後任に中立稔生さんをご紹介いただき、須田史朗先生との共著『キャラクターが来る精神科外来』から担当していただいている。中立姓は本当に聞いたことがなく、永世中立国スイスみたいだなあとか、旗色鮮明にしろよとか思っていたが、実は著者と読者の仲立ちをするのだから、編集者にぴったりの苗字ではないか。『うつ病ダイバーシティ』が読者に届きやすいものになったとすれば、それはひとえに中立さんの仲立ちのおかげです。その上、本文中にまで出演していただいて、出演料は払いません。

ブックデザインは吉岡秀典氏、装画は篠崎理一郎氏にお願いできることになった。中立さんとは表紙はこんな感じという打ち合わせはしたものの、こうもわたしのイメージにぴったりのアーティストを選んでいただけるとは感謝に堪えない。お礼に本書のなかで中立さんが特に気に入ってくれた、あれをご馳走します。ラーメンにプリンを落としこんだ、あれ。カラメルソース添え。

本書中にまだまだ難しく、嚙み砕きにくいところがあるとすれば、それはひとえにわたしのせいですが、柔らかいものばかり食べていてはいけません。ぜひ、参考文献に挙げた骨のある書物にも挑戦してみてください。
それではみなさん、こんにちは。

北緯36度24分、東経１３９度51分41秒　ランゲルハンス島沖にて

小林聡幸

出典一覧

本書の各章は下記をもとに大幅に加筆したものである。

1　環の章　コロナうつなんか怖くない
小林聡幸：コロナ禍にうつ病はかわったか？　臨床精神医学 2023; 52: 15-20

2　沌の章　泥沼化するうつ病最前線
書き下ろし

3　刻の章　不安、恐怖、抑うつ～未来の脅威、現在の危機、過去の呪縛
小林聡幸：不安、恐怖、抑うつ―精神病理学からみたその関連. 精神科治療学 2019; 34: 627-631

4　極の章　双極性障害としてのうつ～二つの極の狭間を飛ぶ、墜落なしに
小林聡幸：頻発性気分障害の薬物療法に関する精神病理学的―精神薬理学的理解の試み― lithium carbonate・sodium valproate 併用が著効した 1 例の経験から. 精神科治療学 1996; 11: 471-478

5　混の章　躁とうつの混合～天高く心沈み、死ぬほどに歓呼す
Kobayashi T: The significance of mixed states in mania and depression: From the psychopathological viewpoint of Tadao Miyamoto. Psychiatry Clin Neurosci Rep 2022; 1: e53

6　幻の章　夢幻様状態～逃げたら、夢で逢いましょう
小林聡幸：夢幻様の状態を呈した 3 症例―躁うつ混合状態の観点から. 臨床精神医学 1996; 25: 541-549

7　徴の章　自己臭～におってごめんのセミオティクス
小林聡幸、加藤 敏：自己臭体験を伴った退行期うつ病の 1 例―自己臭とうつの関連について. 臨床精神病理 1996; 17: 199-210

8　迫の章　強迫～とらわれたのは、あなたのせいよ
小林聡幸：うつ病の強迫症状. 精神科治療学 2007; 22: 531-537
小林聡幸：強迫症状を伴ううつ病. 精神科臨床サービス 2015; 15: 77-81

9　妄の章　妄想～みだりであるが、みだらではない
小林聡幸：躁うつ病の妄想. 鹿島晴雄, 古城慶子ほか編：妄想の臨床. 新興医学出版社, pp.281-296, 2013

10　燥の章　焦燥～じりじりと焦げつく時間
小林聡幸：焦げつく時間―うつ病の時間性を焦躁から見直す. 臨床精神病理 2021; 42: 59-63

11　響の章　人格特性～うつ病患者の同調性と等張性
小林聡幸：うつ病患者における同調性と等張性について. 精神科治療学 2022; 37: 1145-1150

12　治の章　うつ病のレジリアンス～内なる回復のリズム
小林聡幸：うつ病のレジリアンス―内なる回復のリズム. 加藤 敏, 八木剛平編：レジリアンス―現代精神医学の新しいパラダイム. 金原出版, pp.93-109, 2009
小林聡幸：精神科治療におけるレジリアンスの思想. 石郷岡純, 加藤 敏編：POWER MOOK 精神医学の基盤, 第 1 号, 薬物療法を精神病理学的視点から考える. 学樹書院、p.210-219, 2015

なお、本書中に登場した症例は細部を改変し、匿名化したものである。

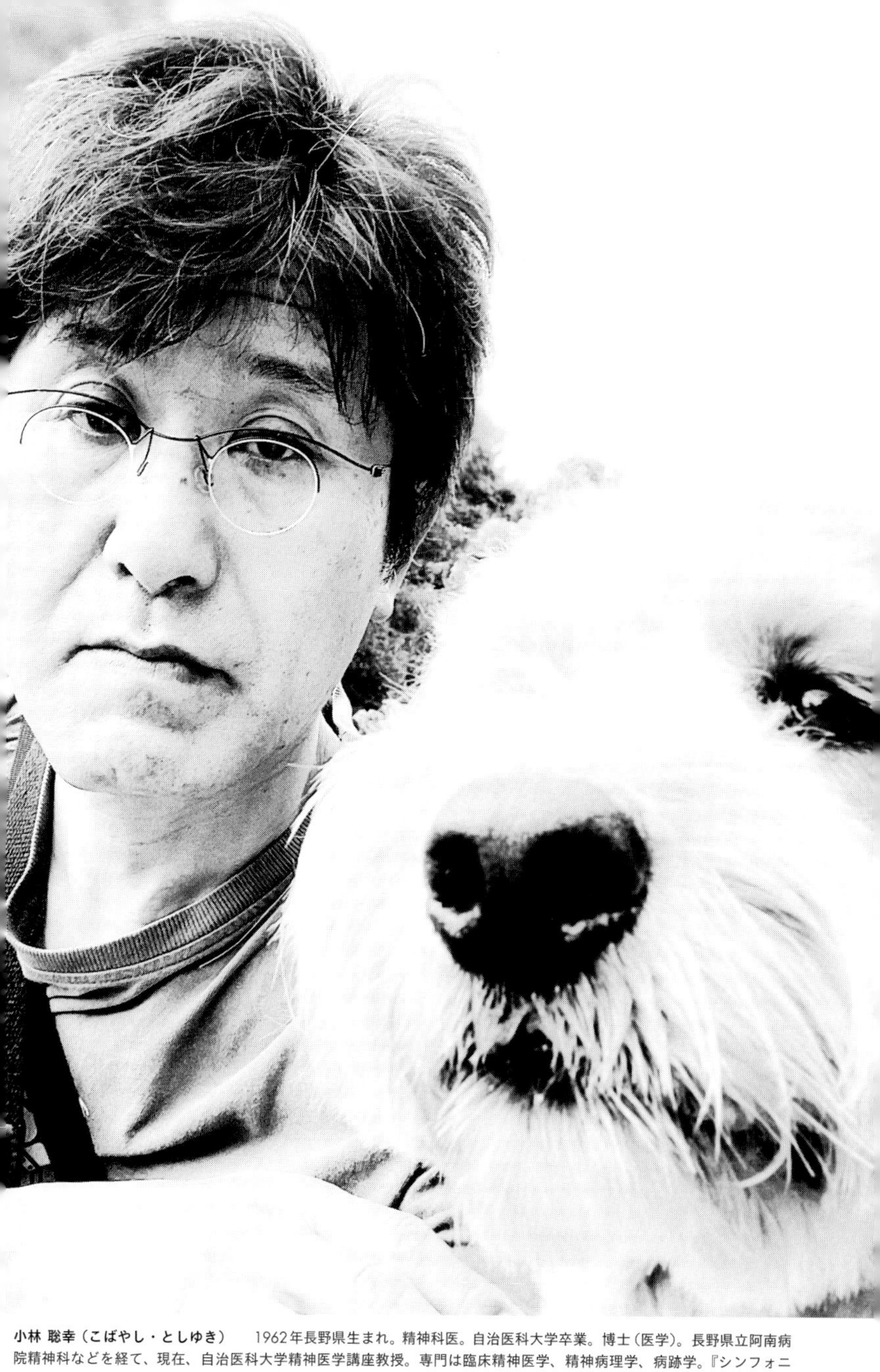

小林 聡幸（こばやし・としゆき）　1962年長野県生まれ。精神科医。自治医科大学卒業。博士（医学）。長野県立阿南病院精神科などを経て、現在、自治医科大学精神医学講座教授。専門は臨床精神医学、精神病理学、病跡学。『シンフォニア・パトグラフィカ――現代音楽の病跡学』（書肆心水）と『音楽と病のポリフォニー――大作曲家の健康生成論』（アルテスパブリッシング）でそれぞれ日本病跡学会賞を受賞 。他の著書に『キャラクターが来る精神科外来』（須田史朗と共著、金原出版）、『摂食障害入院治療』（共編著、星和書店）、『行為と幻覚――レジリアンスを拓く統合失調症』（金原出版）など。

うつ病ダイバーシティ

2023年9月30日　第1版第1刷発行

著　者　小林《こばやし》 聡幸《としゆき》

発行者　福村 直樹

発行所　金原出版株式会社

〒113-0034　東京都文京区湯島 2-31-14

電話　　編集（03）3811-7162

　　　　営業（03）3811-7184

FAX　　　（03）3813-0288

振替口座　00120-4-151494

http://www.kanehara-shuppan.co.jp/

ISBN 978-4-307-15075-0

印刷・製本／シナノ印刷

ブックデザイン／吉岡秀典
（セプテンバーカウボーイ）

イラスト／篠崎理一郎